Familiäre Traumata Heilen

Einfache Techniken um Ererbte Wunden zu Lösen, Emotionalen Ballast Loszulassen und eine Positive Zukunft zu Gestalten, ohne Schuldgefühle

Logan Mind

© URHEBERRECHT 2024 - ALLE RECHTE VORBEHALTEN. 4

Ein Geschenk für Dich! 5

Hilf mir! 7

Werde Teil meines Rezensionsteams! 8

Einleitung 9

Kapitel 1: Familientrauma verstehen 12

Kapitel 2: Die Wissenschaft hinter vererbtem Trauma 22

Kapitel 3: Identifizierung Ihrer familiären Traumamuster 31

Kapitel 4: Die Sprache des vererbten Traumas 41

Kapitel 5: Der Kernsprachen-Ansatz 52

Kapitel 6: Emotionalen Ballast loslassen 61

Kapitel 7: Das innere Kind heilen 72

Kapitel 8: Familienbeziehungen transformieren 83

Kapitel 9: Sich von einschränkenden Überzeugungen befreien 94

Kapitel 10: Emotionale Resilienz aufbauen 107

Kapitel 11: Rückgewinnung deiner persönlichen Kraft 119

Kapitel 12: Umgang mit Trennung und Beziehungsmustern 131

Kapitel 13: Eine positive Zukunft gestalten 143

Zum Abschluss... 155

Werde Teil meines Bewertungsteams! 158

Hilf mir!... 159

© URHEBERRECHT 2024 - ALLE RECHTE VORBEHALTEN.

Der Inhalt dieses Buches darf ohne ausdrückliche schriftliche Genehmigung des Autors oder des Verlags nicht reproduziert, vervielfältigt oder übertragen werden. Unter keinen Umständen werden der Verlag oder der Autor für Schäden, Wiedergutmachungen oder finanzielle Verluste haftbar gemacht, die direkt oder indirekt durch die in diesem Buch enthaltenen Informationen entstehen.

RECHTLICHER HINWEIS:

Dieses Buch ist urheberrechtlich geschützt. Es ist nur für den persönlichen Gebrauch bestimmt.

Sie dürfen keinen Teil oder den Inhalt dieses Buches ohne die Zustimmung des Autors oder des Verlags ändern, verteilen, verkaufen, verwenden, zitieren oder umschreiben.

Ein Geschenk für Dich!

Emotional Intelligence for Social Success

Hier ist, was Du in dem Buch finden wirst:

- Wege, um Deine **emotionale** Intelligenz zu steigern.

- Praktische **Tipps** für nachhaltige soziale Erfolge.

- **Strategien** zur Verbesserung zwischenmenschlicher Beziehungen.

Klick einfach auf den untenstehenden **Link**, um Dein Geschenk zu erhalten:

Kostenloses Buch

Lade auch Deine 3 KOSTENLOSEN EXTRAS herunter!

Diese Extras sind **hervorragende** Ergänzungen zum Buch und bieten wertvolle Ressourcen, die Dir helfen, das Gelernte effektiv in Dein Leben zu integrieren.

Die Extras sind:

- Ein herunterladbares und praktisches PDF: 21-Tage-Challenge zum Buch

- Der Text "101+ Botschaften der Selbstliebe und Mitgefühl" ist bereits auf Englisch verfügbar und benötigt keine Übersetzung.

- Negative Muster erkennen und durchbrechen

Klick einfach auf den untenstehenden Link, um **sofortigen** Zugang zu den Extras zu erhalten:

Kostenlose Extras

Hilf mir!

Wenn du einen **unabhängigen Autor** unterstützt, unterstützt du einen **Traum**.

Wenn du mit diesem Buch zufrieden bist, hinterlasse bitte ein ehrliches **Feedback**, indem du den untenstehenden Link besuchst. Falls du einige **Verbesserungsvorschläge** hast, schick bitte eine E-Mail an die Kontakte, die du unter dem untenstehenden Link findest.

Wenn du das Buch beendet hast, kannst du alternativ den QR-Code scannen und den Link finden, nachdem du dein Buch ausgewählt hast.

Es dauert nur ein paar Sekunden, aber deine **Stimme** hat eine enorme **Wirkung**.

Besuche diesen Link, um Feedback zu hinterlassen:

https://pxl.to/9-hthfft-lm-review

Werde Teil meines Rezensionsteams!

Vielen Dank, dass du mein **Buch** liest! Ich hoffe, es gefällt dir. Möchtest du deine **Liebe** zum Lesen mit mir teilen und aktiv an meinem **Erfolg** mitarbeiten? Dann werde Teil meines **Rezensionsteams**! Engagierte Leser erhalten ein kostenloses **Exemplar** meines Buches im Austausch für eine ehrliche **Rückmeldung**. Deine Meinung ist von unschätzbarem **Wert** für mich.

So kannst du dem ARC-Team beitreten:

• Klicke auf „Join Review Team".

• Melde dich bei BookSprout an.

• Erhalte Benachrichtigungen jedes Mal, wenn ich ein neues **Buch** veröffentliche.

Schau dir das Team an und mach mit unter diesem Link:

https://pxl.to/loganmindteam

Einleitung

Hast du jemals das Gefühl gehabt, dass die **Wunden** der Vergangenheit dein heutiges Leben beeinflussen? Dass die Schatten der vergangenen Generationen immer noch über dir hängen? Genau das wollen wir hier ansprechen.

Sieh mal, ich habe lange damit gerungen, eigene familiäre **Traumata** zu verstehen und zu heilen. Dabei stellte ich fest, dass diese inhärenten Wunden tief in unserer Seele verwurzelt sind und generationsübergreifend weitergegeben werden. Und, keine Sorge, es gibt Wege, sich davon zu befreien und die Ketten der Vergangenheit zu sprengen.

Familiäre Traumata – was heißt das eigentlich genau? Ganz einfach: Es geht darum, wie ungelöste Konflikte und Verletzungen unserer Eltern und Großeltern unser eigenes Leben beeinflussen. Diese versteckten Wunden manifestieren sich oft in unseren täglichen Mustern und Verhaltensweisen. Durch das Verstehen und Erkennen dieser Zeichen hast du die Macht, den **Heilungsprozess** zu beginnen.

Wie genau? Indem wir zu den wissenschaftlichen Grundlagen des Themas kommen, wo der Begriff **Epigenetik** ins Spiel kommt. Klingt vielleicht erst einmal kompliziert, aber keine Sorge! Es ist einfach die Erklärung dafür, wie Traumata über Generationen hinweg auf zellulärer Ebene weitergegeben werden. Unser Körper, insbesondere unser Gehirn, trägt den emotionalen Schmerz unserer Vorfahren, und das beeinflusst maßgeblich unsere gegenwärtigen Stressreaktionen.

Viele von uns haben Familiengeheimnisse oder Schweigen zu wichtigen Themen erlebt. Dies prägt die emotionale Erbschaft und beeinflusst, wie wir uns in der Welt bewegen. Indem du diese geheimen oder unterdrückten Emotionen offenlegst, kannst du beginnen, gegenwärtige Kämpfe mit vergangenen Ereignissen zu verbinden und dadurch ein tieferes Verständnis darüber gewinnen, warum du so fühlst oder handelst, wie du es tust.

Wichtig ist auch die Sprache der vererbten Traumata zu verstehen. Jeder von uns entwickelt eine Art emotionales Vokabular, basierend auf den Erfahrungen und Überzeugungen, die wir geerbt haben. Durch das Entschlüsseln dieser Kernemotionen kannst du **Muster** erkennen und beginnen, sie zu transformieren.

Aber was dann? Nach dem Erkennen muss die Freisetzung erfolgen – und das bedeutet, dich wirklich verletzlich zu machen und die generationalen Schuldgefühle loszulassen. Es geht darum, dir und deinen Vorfahren zu vergeben und neue emotionale Muster zu schaffen. Ja, das kann unbequem sein, doch es ist ein wesentlicher Schritt zur Heilung.

Werfen wir einen Blick auf die familiären **Beziehungen**. Viele Konflikte, die du in der Familie erlebst, sind das Ergebnis von ungelösten früheren Verletzungen. In diesem Buch gebe ich dir praktische Werkzeuge an die Hand, um gesunde Grenzen zu setzen, Kommunikationsmuster zu verbessern und emotionale Unterstützung in der Familie zu fördern.

Ein oft übersehener Bereich sind die einschränkenden **Glaubenssätze**, die wir aus vergangenen Generationen übernommen haben. Solche negativen Selbstgespräche zu identifizieren und herauszufordern, ist zentral für das persönliche Wachstum. Du wirst Techniken lernen, um diese Sätze zu konfrontieren und in stärkende, hilfreiche Überzeugungen umzuwandeln.

Dieser Weg führt letztlich zu einer stärkeren emotionalen **Resilienz**, indem du Coping-Strategien entwickelst, Selbstmitgefühl nährst und ein persönliches Unterstützungssystem schaffst. Resilienz ist nicht angeboren, sie kann erlernt und gestärkt werden.

Indem du deine persönliche Macht zurückgewinnst, entwickelst du Selbstvertrauen und triffst bewusstere Lebensentscheidungen. Dabei lernst du, die Menschenfreundlichkeit und das "Gefallenwollen" fallen zu lassen und wirklich du selbst zu sein.

Beziehungen sind nicht einfach zu meistern, das wissen wir alle. Die Muster, die sich aus frühkindlichen Trennungen entwickelt haben, zu verstehen und zu heilen – das ist der Schlüssel zu gesünderen Beziehungsmustern.

Jetzt, worauf es hinausläuft: Das Buch gibt dir eine Sicht, wie du dir selbst eine positive Zukunft erschaffen kannst. Ziele setzen, die wirklich mit dir übereinstimmen, endlich Angst vor Erfolg oder Freude überwinden und neue Möglichkeiten erforschen – das ist der Weg zur Heilung.

Alles, was ich dir rate, ist, dich nicht länger von der Geschichte deiner Vorfahren beeinflussen oder einschränken zu lassen. Lass uns gemeinsam auf eine Reise gehen, um diese emotionalen Ketten zu sprengen, damit du dich voll und ganz entfalten kannst – ohne Schuldgefühle oder Lasten aus der Vergangenheit.

Bleib stark und offen für diesen Prozess. Es mag nicht einfach sein, aber es wird sich lohnen.

Kapitel 1: Familientrauma verstehen

Wie viel von deinem **Schmerz** gehört wirklich dir? Ich frage mich oft, warum wir dieselben **Muster** immer wiederholen. In diesem Kapitel wirst du entdecken, was **Familientrauma** wirklich ist und wie es dein Leben beeinflusst. Manchmal merkst du gar nicht, wie sehr dich das **Erbe** deiner Familie prägt. Aber ich versichere dir, was du hier lernst, wird ein Licht auf viele deiner Fragen werfen.

Vielleicht spürst du manchmal diesen unbemerkten **Druck** in dir – als würde eine unsichtbare Last auf deinen Schultern liegen. Lange hast du dich gefragt, warum du in bestimmten **Situationen** immer gleich reagierst. In diesem Kapitel wirst du ein besseres Verständnis dafür entwickeln.

Und noch besser, du wirst lernen, wie du diese Last abschütteln kannst. Ein neuer **Beginn** steht bevor. Lass uns weiterlesen und schauen, wie du den Kreislauf durchbrechen und **Heilung** finden kannst. Bist du bereit? Dann los!

Die Natur des familiären Traumas

Familientrauma - was ist das eigentlich? Stell dir vor, du wachst jeden Morgen mit einer unsichtbaren **Last** auf deinen Schultern auf. Familientrauma kann sich genau so anfühlen. Es ist nicht nur ein Schlagwort, sondern eine **Realität**, die viele Menschen formt und ihre Lebenswege beeinflusst. Diese Art von Trauma ergibt sich nicht nur aus offensichtlichen Katastrophen oder Missbrauch, sondern kann auch aus subtileren, langanhaltenden emotionalen Belastungen innerhalb der Familie stammen.

Familientrauma kann dein individuelles **Wohlbefinden** massiv beeinflussen. Oft vererben sich die Ängste, Sorgen und negativen Muster weiter. Sie wirken wie ein andauernder Schatten, der auf deine tägliche Freude und allgemeine Lebenszufriedenheit fällt. Im Kollektiv bleibt das Wohl der Familie gestört, weil ungelöste Generationstraumata den harmonischen und liebevollen Umgang hemmen können.

Und noch schlimmer: Diese unsichtbaren Belastungen wandern oft von **Generation** zu Generation weiter. Stell dir vor, deine Großeltern haben ein Trauma erlebt, das nicht gelöst wurde. Es wird durch Verhaltensweisen, Überzeugungen und emotionale Muster an deine Eltern weitergegeben, und schließlich landet es, nett verpackt in einer emotionalen Schleife, bei dir. Das nennt man intergenerationale Übertragung. Du wächst in einem Umfeld auf, in dem deine Eltern bestimmte, durch das Trauma geformte Verhaltensweisen zeigen. Dies prägt dich und sogar die nächsten Generationen.

Vielleicht hast du bemerkt, dass du ohne ersichtlichen Grund bestimmte negative Verhaltensweisen oder **Ängste** hast. Das könnten Altlasten der familiären Traumata sein. Ein weiteres Beispiel: Ein Familienmitglied erlebt Gewalt oder Vernachlässigung und verarbeitet es nicht. Dieses unverarbeitete Trauma manifestiert sich vielleicht in übermäßiger Vorsicht oder Misstrauen innerhalb der Familie. Diese Einstellungen übernimmst du oft unbewusst.

Dann gibt es die emotionalen **Muster**: Diese entstehen, wenn eine Generation hinsichtlich jedes Konflikts, Stresses oder jeder Schwierigkeit mit bestimmten Emotionen reagiert, z.B. mit Wut,

Angst oder Rückzug. Diese Reaktionsmuster können tief in deine emotionalen Strukturen eingebettet werden.

Angesprochen oder latent: Ungelöstes Familientrauma schleicht sich in verschiedene Lebensbereiche ein, nicht zuletzt in **Beziehungen** und persönliche Entwicklung. Hast du jemals gemerkt, dass scheinbar normale und ruhige zwischenmenschliche Beziehungen am Rande des Konflikts stehen? Manchmal ist die Ursache dafür das verborgene Familientrauma. Es dauert nicht lange, bis sich die emotionalen und psychischen Auswirkungen auf deine jetzigen Beziehungen übertragen.

Ungelöstes Familientrauma verzerrt vielleicht dein **Selbstbild**, beeinträchtigt entscheidendes Vertrauen und hindert deine Fähigkeit, echte Bindungen zu entwickeln. Probleme wie Ängste und Depressionen könnten ihren Ursprung in generationsübergreifendem Trauma haben. Diese tiefsitzenden, unsichtbaren Wunden haben echt große Auswirkungen, sowohl kurzfristig als auch langfristig. Sie lassen niemanden unberührt - weder dein Bewusstsein noch dein Unterbewusstsein. Jede Interaktion und Entscheidung prägen intern latente Gedankenmuster, die sich auf deine soziale Umgebung auswirken.

Diese komplexen Effekte, tiefsitzenden Muster und letztlich vererbten emotionalen Gepäckstücke bestimmen dein ursprüngliches Ziel. Was erkennst du letztendlich? Die Integration von Mustererkennung und Umsetzung von **Strategien** zur Bewältigung dieser Geheimnisse. Denn eine gute Erkennung sowie Bearbeitung von familiärem Trauma hat wirklich transformierende Züge.

Anzeichen von vererbtem Trauma erkennen

Manchmal fragst du dich vielleicht, warum du dich immer wieder schlecht fühlst oder bestimmte schlechte Angewohnheiten nicht loswirst. Könnte das an **Traumata** liegen, die von Generation zu Generation weitergegeben wurden? Genau hier spielt das Konzept des vererbten **Familientraumas** eine riesige Rolle.

Lass uns über die häufigsten emotionalen, verhaltensbezogenen und körperlichen Anzeichen von vererbtem Familientrauma sprechen. Emotionale Zeichen könnten ausgesprochene **Traurigkeit** sein, auch ohne offensichtlichen Grund. Einfach so... eine tiefsitzende Traurigkeit oder Angst, die nie ganz weggeht. Das kann ja ganz schön anstrengend sein. Wahrscheinlich fühlst du dich oft emotional überwältigt oder leicht reizbar.

Verhaltensbezogene Anzeichen sind auch knifflig. Manche Leute neigen zu übergroßer Fürsorglichkeit, andere zu extremen **Wutausbrüchen**. Oder du hast vielleicht Süchte entwickelt, um mit diesen Gefühlen klarzukommen. Es ist fast, als gäbe es ein Loch, das du nie richtig füllen kannst, egal, womit du es versuchst – ob es nun Alkohol, Arbeit oder etwas anderes ist. Dieses Loch stammt oft aus unverarbeiteten Familiengeschichten.

Und körperlich? Der Körper behält auch **Erinnerungen**. Manchmal manifestiert sich vererbtes Trauma durch chronische Schmerzen, Müdigkeit oder sogar seltsame chronische Krankheiten, für die es keine klare medizinische Erklärung gibt. Als ob dein Körper Erinnerungen hortet, die du nie erlebt hast. Irgendwie unfair, nicht wahr?

Okay, von hier aus kommen wir zu den sogenannten "emotionalen **Echos**". Klingt interessant, das gebe ich zu. Diese Echos sind im Grunde wie widerhallende Schreie aus der Vergangenheit. Stell dir vor, dass ungelöste Probleme aus vergangenen Generationen immer noch umherschwirren und sich in deinen Gefühlen und Verhaltensmustern zeigen. Es könnte die Angst deiner Großmutter sein, die dich noch heute davon abhält, dich sicher zu fühlen.

Hast du jemals diese plötzliche Welle von Angst oder Traurigkeit gespürt, ohne zu wissen, woher sie kommt? Das könnten genau diese emotionalen Echos sein. Diese vergessenen **Stressmomente** - sie sind sehr trickreich! Oft äußern sie sich in unerklärlichen Gefühlen und Reaktionen. Du spürst diese tiefe Zerrissenheit, obwohl du selbst nie etwas Vergleichbares erlebt hast.

Gut, möchten wir noch etwas näher auf die eigentliche Idee dieser Echos eingehen? Es ist beeindruckend und auch beängstigend, wie Vergangenes so stark in der Gegenwart nachhallen kann. Und das geht nicht einfach weg. Es bleibt wie ein Schatten – immer da und bereit, dich ins Straucheln zu bringen.

Und wie kannst du dann diese wiederkehrenden Themen und **Muster** einfach mal ausradiert kriegen? Na, das ist ein interessantes Thema! Beginne damit, wiederkehrende Muster zu identifizieren. Bleib auf ihrer Spur und stell dir vor: Immer bröseln die gleichen Familienprobleme wieder hervor. Jemand in deiner Familie könnte immer in bestimmten Situationen durchdrehen oder sich in ungesunden Beziehungen verlieren, und du fragst dich, warum?!

Das liegt daran, dass diese Muster tief in der Familiengeschichte verwurzelt sind. Jemand hat sie einst begonnen, vielleicht ohne diese Absicht, und jetzt ... stecken sie fest. Kannst du in deinem eigenen Leben Verstrickungen erkennen, wenn du einen wirklich genauen Blick darauf wirfst?

Oft hilft es, ein paar Fragen zu stellen: Kämpfst du immer wieder mit denselben emotionalen Problemen? Hast du öfter schlechte Tage als gute und das seit... immer? Das sind Hinweise auf ihren Ursprung – tief in der **Familiengeschichte** verankert.

Ähnlichkeiten bei Anzeichen, den Querverweisen zu emotionalen Echos und schließlich den wiederkehrenden Mustern und Themen – das alles ist wie ein Puzzle, das darauf wartet, gelöst zu werden. Die Erkenntnisschicht um Schicht – das hilft dir zu verstehen und löst den Schmerz. Schwierig, aber möglich!

Die Auswirkungen auf das persönliche Wohlbefinden

Überraschend oft **beeinflusst** geerbtes Trauma dein Leben auf unerwartete Weise. Es stellt sich heraus, dass die Wurzeln von psychischen Gesundheitsproblemen wie **Angst** und **Depression** oft tief in deiner Familiengeschichte verankert sind. Kommt dir das bekannt vor? Manchmal spürst du eine Last, die du nicht ganz identifizieren kannst. Eine diffuse Angst, die schwer zu erklären ist. Oder diese anhaltenden Traurigkeitsschleier, die sich einfach nicht lichten wollen. Ja, geerbtes Trauma kann das verursachen.

Psychische Gesundheitsprobleme, die durch geerbtes Trauma ausgelöst werden, können dein **Wohlbefinden** auf vielen Ebenen beeinträchtigen. Stell dir vor, dass alte, ungelöste Familienkonflikte wie ein Schatten auf dein eigenes Sein fallen. Es mag als Kind unbemerkt bleiben, aber im Erwachsenenalter zeigen sich die Auswirkungen oft in unerwarteten Situationen. Erbst du zum Beispiel die Ängste und Sorgen deiner Eltern oder Großeltern, können diese ziemlich hartnäckig in deinem eigenen Leben auftauchen, manchmal sogar ohne ersichtlichen Grund.

Aber das ist noch nicht alles. Geerbtes Trauma kann sich in einem ständigen Gefühl der Überforderung äußern, das zu Depressionen führen kann. Du fühlst dich ständig, als ob du gegen unsichtbare Hindernisse kämpfst. Alles zusammen ergibt ein komplexes Netz, in dem du dich leicht verfangen kannst.

Wenn wir über ungelöstes Familientrauma sprechen, wird es noch interessanter. Diese alten Wunden beeinflussen, wie du dich selbst siehst, deine **Identität** und die Entscheidungen, die du im Leben triffst. Vielleicht klingt es blöd, aber du fragst dich unbewusst immer wieder: Bin ich gut genug? Wer bin ich wirklich? Entscheidungen wie Berufswahl, Partnerschaften oder Wohnort – das alles kann durch alte Familientraumen getrübt werden. Du zweifelst ständig an dir selbst. Oder schlimmer, du triffst

Entscheidungen, um Erwartungen zu erfüllen, die du gar nicht bewusst wahrgenommen hast.

Das Ergebnis? Ein vermindertes **Selbstwertgefühl**, das sich wie ein roter Faden durch dein ganzes Leben zieht. Selbstzweifel und Identitätskrisen können zur Regel werden. Plötzlich merkst du, dass du Gefangener alter Muster bist, die weit vor deiner Zeit geprägt wurden.

Und noch ein faszinierendes Konzept: Trauma-Bindung. Das ist, wenn die durch Trauma geschaffenen Bindungen in **Beziehungen** und persönlichen Grenzen ihren Weg finden. Du fühlst dich vielleicht grundlos zu Menschen hingezogen, die dich schlecht behandeln. Oder du hältst an intensiven Beziehungen fest, obwohl du weißt, dass sie dir nicht guttun. Schon mal so eine Dynamik erlebt? Es ist wie ein Zwang, das Bekannte zu wiederholen, auch wenn es schmerzt.

Trauma-Bindung führt oft dazu, dass du deine eigenen Bedürfnisse und Grenzen ignorierst oder nicht erkennst. Du findest vielleicht, dass du im Job oder in der Liebe immer in dieselben ungesunden Muster fällst. Trauma-Bindungen können Beziehungen belasten, gewisse Grenzen verwischen und Verhaltensmuster etablieren, die du schwer durchbrechen kannst.

Am Ende bleibst du mit einem Gefühl der geistigen und emotionalen **Erschöpfung** zurück. Traumata und alte Familienwunden schleppst du wie unsichtbare Ketten mit dir herum, die dich am Vorwärtskommen hindern. Aber – das Wichtigste ist – das **Bewusstsein** darüber ist bereits der erste Schritt zur Heilung. So kannst du beginnen, die Vergangenheit loszulassen und dich auf eine bessere, positivere Zukunft zu konzentrieren.

Den Kreislauf generationsbedingter Wunden durchbrechen

Stell dir vor, du hast die Möglichkeit, **Familientrauma** zu heilen und die alten Muster endlich loszuwerden. Diese Chance gibt es wirklich – es nennt sich „traumasensible Heilung". Bei dieser Methode geht's nicht einfach nur darum, negative Gefühle zu überwinden. Es geht darum, die tieferliegenden **Wunden** zu erkennen und sie zu heilen, sodass sie nicht an die nächste Generation weitergegeben werden.

Traumasensible Heilung hilft dir dabei, generationsübergreifende Kreisläufe zu durchbrechen, indem sie auf die emotionalen Narben abzielt, die von Generation zu Generation weitergegeben wurden. Statt wie ein Roboter alte Muster zu wiederholen, bietet sie dir die Möglichkeit, bewusst mit deinem **Schmerz** umzugehen und neue, gesunde Verhaltensweisen zu entwickeln. So kannst du neue Beziehungen aufbauen und alte Verhaltensweisen loslassen, die dir und deinen Lieben mehr schaden als nützen. Die Idee ist, dass das Verständnis und die Heilung deines eigenen Traumas dir ermöglicht, die Last der Vergangenheit abzuschütteln und einen gesunden Weg für die Zukunft zu ebnen.

Das führt uns dazu, warum **Selbstbewusstsein** und bewusste Entscheidungen so wichtig sind. Ohne das Bewusstsein für das, was passiert ist, kannst du keine Änderungen vornehmen. Selbstbewusstsein bedeutet, dass du dir deiner Gefühle, Gedanken und Handlungen bewusst bist. Es bedeutet auch, dass du die Macht hast, Entscheidungen zu treffen. Klar, jeder hat irgendwo ein Stückchen geerbtes Trauma, aber du hast die Möglichkeit, anders zu handeln und nicht in diese alten Muster zu verfallen. Das erfordert **Mut** und Entschlossenheit. Aber – du siehst sofort Veränderungen.

Es sind eigentlich recht einfache Schritte: Wachsam sein, wenn alte Gefühle oder Verhaltensmuster auftauchen. Diese Muster hinterfragen, anstatt automatisch darauf zu reagieren. Vielleicht fühlst du dich manchmal wie im Autopilot, aber genau in solchen Momenten hast du die Chance, etwas anders zu machen. Entscheidungen bewusst zu treffen, das eigene Verhalten zu reflektieren – all das sind Schlüssel, um dich von weitergegebenen Traumata zu befreien.

Nun kommt der spannende Teil: der Prozess des Umschreibens von **Familiengeschichten**. Dieser Prozess ermöglicht Heilung und Wachstum, indem alten, oft schmerzhaften Geschichten eine neue Bedeutung gegeben wird. Es bedeutet, das Narrativ, das du über deine Familie und deine Herkunft hast, zu ändern. Du musst nicht in der Rolle steckenbleiben, die dir vielleicht unbewusst von deinen Vorfahren zugeschrieben wurde.

Setzen wir das mal in die Praxis um. Stell dir vor, deine Familie hat immer gesagt: „Wir sind eben so, das ist unser Schicksal." Aber muss es wirklich so sein? Der erste Schritt ist, diese Geschichte zu erkennen und zu hinterfragen. Schreibe die Geschichte um, von einer Opferrolle zu einer der Stärke und Überwindung. Statt zu denken: „Wir hatten es immer schwer," könntest du umformulieren: „Wir haben **Herausforderungen** gemeistert und sind daran gewachsen." Es ist erstaunlich, wie sich dadurch deine Sicht auf dich selbst und deine Vergangenheit ändert.

Der letzte Punkt ist hier, diese neue Geschichte immer wieder zu erzählen und zu leben. Dadurch verankert sie sich und wird zur Realität. Jeder Schritt in Richtung Heilung und positive Veränderung bedingt, dass du die Vergangenheit nicht mehr als Bürde, sondern als Chance siehst, um deine **Zukunft** selbstbestimmt zu gestalten. So durchbrichst du den Kreislauf der generationsbedingten Wunden und schaffst Platz für ein selbstbestimmtes und gesundes Leben.

Zum Schluss

In diesem Kapitel hast du eine umfassende **Einführung** in das Thema Familientraumata erhalten. Du hast verstanden, wie **tiefgehend** diese sich auswirken und wie sie von Generation zu Generation weitergegeben werden können. Besonders wichtig ist, dass du gelernt hast, diese **Muster** zu erkennen und Schritte zur **Heilung** einzuleiten.

Du hast gesehen, was Familientraumata sind und warum sie **bedeutsam** sind. Du hast erkannt, wie Traumata durch Verhaltensweisen und Emotionen innerhalb der Familie weitergegeben werden. Außerdem hast du gelernt, wie sich ungelöste Familientraumata auf alle Lebensbereiche auswirken können und welche Zeichen auf vererbte Familientraumata hinweisen. Schließlich hast du erfahren, auf welche Weise du familienbedingte **Wunden** heilen und neue Wege einschlagen kannst.

Denk daran, dass die Erkenntnisse aus diesem Kapitel dich stark machen können, um alte **Muster** zu durchbrechen und einen positiven Weg für deine Zukunft zu gestalten. Nutze das Gelernte, um persönliche und familiäre **Heilung** zu erreichen und dein Leben aktiv und bewusst zu gestalten.

Kapitel 2: Die Wissenschaft hinter vererbtem Trauma

Hast du dich jemals gefragt, warum manche Ängste oder Verhaltensweisen in Familien über Generationen hinweg bestehen bleiben? Ich will dich jetzt mit auf eine **Entdeckungsreise** nehmen. Wusstest du, dass dein Körper Spuren von **Erinnerungen** tragen kann, die nicht einmal deine eigenen sind? Das ist keine Science Fiction, sondern volle Realität. Dieses Kapitel wird dich erstaunen und dir zeigen, wie tiefgreifend und fesselnd die **Wissenschaft** dahinter ist. Du wirst lernen, wie **Trauma** buchstäblich in deinem **Erbgut** eingeschrieben sein kann.

Durch einfache und verständliche Erklärungen bringe ich dir nahe, wie alltägliche **Stressreaktionen** und Verhaltensmuster von denen deiner Eltern und Großeltern stammen können. Lerne, wie dein **autonomes Nervensystem** eine zentrale Rolle in diesem Prozess spielt. Am Ende wirst du neugieriger und wissbegieriger sein – bereit, mehr darüber zu erfahren, was deinen innersten Kern beeinflusst. Also, lass dich darauf ein, neue **Einsichten** zu gewinnen und tauche ein in die faszinierende Welt des vererbten Traumas.

Epigenetik und Trauma-Übertragung

Epigenetik, was ist das genau? Denk daran, es geht um mehr als nur unsere **Gene**. Es befasst sich mit den chemischen Veränderungen, die beeinflussen können, wie Gene ein- oder ausgeschaltet werden. Du kannst dir das vorstellen wie einen Lichtschalter. Ist das Gen aktiviert, ist das Licht an. Ausgeschaltet, ist es dunkel. Doch die DNA-Sequenzen selbst bleiben unverändert. Das Faszinierende: Epigenetik spielt eine riesige Rolle bei der Weitergabe von **Trauma** über Generationen hinweg.

Epigenetik hilft zu verstehen, wie Erfahrungen von Vorfahren Spuren in unseren Genen hinterlassen. Besonders traumatische Erlebnisse. Stell dir vor, deine Großeltern haben etwas wirklich Grausames erlebt. Diese Erfahrungen können tatsächlich ihre DNA so verändern, dass bestimmte Gene ein- oder ausgeschaltet werden. Diese Veränderungen werden dann an die Kinder und sogar Enkelkinder weitergegeben. So wie alte Narben. Auch wenn sie selbst nichts erlebt haben, tragen sie dennoch diese „Narben" in sich.

Es gibt einige spannende Studien dazu, wie **Umweltfaktoren** unsere Genexpression beeinflussen können. Dinge wie Stress, Ernährung, Rauchen und auch Traumata können da eine Rolle spielen. Das passiert ganz ohne Änderung der eigentlichen DNA-Sequenzen. Unsere Gene haben so eine Art „Gedächtnis", das auf äußere Einflüsse reagiert. Diese Reaktionen geschehen auf der epigenetischen Ebene. Stell dir vor, du selbst erfährst gerade eine stressige Zeit. Dieser Stress kann gewisse Gene aktivieren oder deaktivieren, die vielleicht deine Kinder oder Enkel beeinflussen könnten.

Diese Konzepte führen zu wirklich interessanten **Forschungsergebnissen**. Aktuelle Studien zeigen, dass epigenetische Effekte von Trauma über mehrere Generationen hinweg beobachtet werden können. Eine wissenschaftliche Untersuchung bei den Nachkommen von Holocaust-Überlebenden zeigte gleiche epigenetische Veränderungen, die die genaue Stressantwort regulieren. Egal, ob die Enkel dieser Überlebenden ähnliche Traumen erlebt haben oder nicht. Es gibt ähnliche Beobachtungen bei Kindern von Personen, die unter Hungersperioden litten. Auch hier gab es epigenetische Veränderungen bei den Nachkommen. Diese Effekte zeigen sich nicht unbedingt in gleichen Krankheiten oder Problemen, aber in einer generellen Empfänglichkeit für Stress oder Depressionen etwa.

Es ist erstaunlich, dass unsere **Geschichte** einen so tiefgreifenden Einfluss auf unser genetisches Erbe haben kann. Ob du es willst oder nicht, die erlebten Traumen deiner Vorfahren können einen Einfluss auf dein heutiges Leben haben. Aber hier liegt auch eine Hoffnung. Indem du dir dieser Fakten bewusst wirst, kannst du aktiv Maßnahmen ergreifen, um das gedankliche und emotionale Erbe zum Positiven zu ändern. Indem du neue Erfahrungen machst, kannst du auch positive epigenetische Wirkungen hervorrufen, die wiederum deinen Nachkommen zugutekommen.

Jetzt, denk mal drüber nach, da ist immer ein Licht am Ende des Tunnels. Epigenetische Veränderungen? Brauchen nicht dauerhaft negativ zu sein. Wir können die epigenetischen Schalter auch auf Positiv setzen. Ein kleiner Beweis dafür: Forschung zur **Meditation** und **Achtsamkeit**. Solche Praktiken können tatsächlich ähnliche Änderungen hervorrufen, diesmal aber in einer positiven Richtung. Punkt ist, wir können Einfluss nehmen, unsere Gene sind nicht statisch und unser **Lebensstil** trifft Entscheidungen für uns und unsere Nachkommen, bewusst oder unbewusst. So, das ist doch zumindest eine Betrachtung wert, oder nicht?

Neurobiologische Auswirkungen von Familientrauma

Trauma kann tatsächlich die Struktur und Funktion deines Gehirns verändern, besonders in Bereichen, die mit **Emotionsregulation**

und Gedächtnis zu tun haben. Dein Hippocampus, deine Amygdala und dein präfrontaler Kortex sind richtig betroffen. Stell dir vor, du erlebst ständig Stress. Dein Gehirn passt sich daran an. Bei Trauma siehst du oft, dass der Hippocampus nicht so wächst, wie er sollte. Das führt zu Problemen beim Speichern neuer Erinnerungen. Ähnlich wie bei einem alten Computer, der kaum noch Platz hat.

Die Amygdala – die Angst und Emotionen verarbeitet – wird überaktiv. Sie schießt quasi ständig Alarm. Und tja, dann ist da noch der präfrontale Kortex, der normalerweise die Kontrolle hat. Der wird eher abgeschwächt. Also, es geht bei Trauma viel um Überreaktion und weniger um "cool bleiben".

Wie kommst du aus diesem Teufelskreis raus? Da kommt **Neuroplastizität** ins Spiel. Klingt kompliziert, ist aber eigentlich ein Hoffnungsschimmer. Dein Gehirn ist nicht starr. Es kann sich wieder verändern, auch nach einem Trauma. Neuroplastizität bedeutet, dass sich die Nervenverbindungen in deinem Gehirn anpassen können. Die zotteligen Verbindungen können sich durch neue Erfahrungen und Lernprozesse formen und reorganisieren.

Stell dir vor, du arbeitest kontinuierlich an deinem **Wohlbefinden** – durch Therapie, Meditation oder auch einfach durch positive Erfahrungen. Dein Gehirn registriert das. Die überaktiven Angstzentren beruhigen sich. Der geschrumpfte Hippocampus kann sich erholen. Das dauert eine Weile, aber hey, es ist möglich!

Jetzt kommen wir zum **limbischen System**. Das ist der alte Teil deines Gehirns, in dem Emotionen und Erinnerungen gespeichert sind. Echt heftig – traumatische Erinnerungen werden hier sehr tief eingeprägt. Sogar weitergegeben, von Generation zu Generation.

Disharmonie in diesem System kann signalisiertes Trauma an die nächste Generation vermitteln. Kinder, Enkel, Urenkel – sie alle können die Auswirkungen von Traumata spüren, die sie nie unmittelbar erlebt haben. Da ist zum Beispiel die **epigenetische**

Markierung, bei der Stress und Trauma sprichwörtlich auf den Genen landen und so an die Nachkommen weitergegeben werden.

Es ist also tatsächlich so – du trägst nicht nur deine eigenen Geschichten, sondern auch die deiner Vorfahren. Emotionales und körperliches Wohlbefinden beeinflussen nicht nur dich. Das, was du verarbeitest, deine **Genesungen**, helfen auch den Künftigen. Quasi wie ein Reset für die folgenden Generationen. Diese tiefen Geschichten, die im limbischen System eingebettet sind, müssen ans Tageslicht kommen, verarbeitet und entlassen werden.

Am Ende ist es nicht nur möglich, sondern notwendig, sich um deine psychische Gesundheit zu kümmern – nicht nur für dich selbst, sondern auch für die Generationen, die noch kommen. Jetzt weißt du, warum sich besonders sorgfältig entwickelte Prognosen und positive Defizite gestaltete Zuwendungen bemerkbar machen. Traumata und kulturelle Ressourcen zermürben permanent Unglück.

Heilung ist ein gesamtindividuelles und transgenerationales Projekt. It starts with us – wie man so schön sagt – und deine Neuroplastizität erlaubt dir, aus alten Wunden neue Stärke zu ziehen.

Stressreaktionen und vererbte Muster

Stress, das kennst du sicher. Aber was du vielleicht nicht weißt, ist, wie unsere Stressreaktionen ursprünglich dazu gedacht waren, uns zu helfen und uns anzupassen. Es ist wirklich eine faszinierende Sache. Stell dir vor, du triffst auf etwas Gefährliches. Dein Körper reagiert sofort, setzt alle möglichen chemischen und metabolischen Prozesse in Gang, um dich zu schützen. Das **Adrenalin** schießt dir durch die Adern, deine Sinne schärfen sich, und du bist bereit zu kämpfen oder zu fliehen. Uralte Mechanismen, die uns das Überleben sicherten.

Das Problem ist, dass diese "adaptiven Stressreaktionen" im modernen Alltag oft durch weniger lebensbedrohliche, aber permanente Stressfaktoren ausgelöst werden. Statt einem Säbelzahntiger begegnest du unzähligen kleineren Stressauslösern, wie Arbeitsdruck, ständige Erreichbarkeit und soziale Medien. Was ursprünglich hilfreich war, wird mit der Zeit schädlich. **Dauerstress** führt zu einem Teufelskreis, in dem dein Körper und Geist ständig überfordert sind und dadurch krank werden können.

Nun, wie hängen vererbte **Traumata** mit diesen Stressreaktionen zusammen? Stell dir das mal vor: Was du erlebst, kann tatsächlich an deine Nachkommen weitergegeben werden. Klingt irgendwie ein bisschen gruselig, oder? Aber Studien zeigen, dass traumatische Erlebnisse bestimmte Stressmuster kodieren, die an folgende Generationen weitergegeben werden. Vererbtes Trauma kann dazu führen, dass Kinder und Enkel von traumatisierten Menschen eine erhöhte Stressreaktivität zeigen, quasi hypersensibel auf Stress reagieren. Die **Nervensysteme** dieser Menschen sind oft in Alarmbereitschaft, sie sind ständig im Flucht- oder Kampfmodus.

Es gibt auch körperliche Zeichen dieser dysregulierten Stressreaktionen. Betroffene erfahren oft diffuse Symptome wie Schlafstörungen, hohe Reizbarkeit und sogar organische Probleme. Es ist, als ob ihre inneren Schaltkreise ständig durchbrennen. Durch die ständige Aktivierung des sympathischen Nervensystems geht die natürliche Balance verloren, und der Körper kommt nicht mehr zur Ruhe. Genau hier siehst du, wie vererbtes Trauma tatsächlich die Fähigkeit des Körpers, sich zu erholen, beeinträchtigt.

Jetzt kommen wir zur Verbindung zwischen vererbtem Trauma und chronischen **Gesundheitszuständen**. Wusstest du, dass langanhaltender Stress im Körper Schäden verursacht, die weit über das Nervensystem hinausgehen? Stress und Traumata hinterlassen Spuren, die das Risiko für chronische Krankheiten wie Herz-

Kreislauf-Erkrankungen, Diabetes und sogar Autoimmunerkrankungen massiv erhöhen. Dein Körper ist nicht dazu gebaut, im ständigen Stressmodus zu arbeiten, und wenn du vererbtes Trauma in dir trägst, bist du oft noch anfälliger.

Es ist nicht selten, dass Menschen über Jahre hinweg permanent erhöhtes **Cortisol** im Blut haben, was wiederum Entzündungsprozesse im Körper verstärkt. Diese Entzündungen sind der Ursprung vieler chronischer Krankheiten. So schließt sich der Kreis: Vererbtes Trauma führt zu erhöhten und dysregulierten Stressreaktionen, und diese wiederum können schwerwiegende gesundheitliche Folgen haben.

Man sieht das leider oft bei Menschen, deren Familiengenerationen traumatische Ereignisse erlebt haben – wie Kriegszeiten, Gewalt oder extreme Armut. Ihr Stresslevel bleibt dauerhaft hoch, und dadurch steigt das Risiko für all diese schädlichen, chronischen Krankheiten.

Insgesamt zeigt sich, dass das Verständnis dieser Zusammenhänge dir neue Wege eröffnet, deinen Umgang mit Stress und Traumata zu überdenken und möglicherweise neue **Strategien** zu finden, um dich selbst und zukünftige Generationen zu schützen. All das Wissen lässt dich besser erkennen, wie sehr du deine Vergangenheit, aber auch dein zukünftiges Wohlbefinden, beeinflussen kannst.

Die Rolle des autonomen Nervensystems

Du weißt wahrscheinlich schon, dass dein Körper viele automatische Prozesse abwickelt, ohne dass du darüber nachdenken musst. Das **autonome Nervensystem** (ANS) spielt dabei eine zentrale Rolle. Es teilt sich in zwei Hauptzweige auf: das sympathische und das parasympathische System. Das sympathische

System ist wie ein **Gaspedal**. Es schaltet sich ein, wenn du mit Stress oder Gefahr konfrontiert wirst. Dein Herz schlägt schneller, deine Muskeln spannen sich an - bereit, entweder zu kämpfen oder zu fliehen. Auf der anderen Seite hast du das parasympathische System, das wie eine **Bremse** funktioniert. Es hilft dir zu entspannen, deine Herzfrequenz zu verlangsamen und die Verdauung zu fördern. Zusammen kümmern sie sich darum, dass dein Körper in Balance bleibt.

Das Problem beginnt allerdings, wenn **Trauma** ins Spiel kommt. Ständig im Stress zu sein, kann das Gleichgewicht deines autonomen Nervensystems durcheinander bringen. Es fühlt sich an, als ob das Gaspedal festklemmt. Dein Körper bleibt dann in einem andauernden Alarmzustand, obwohl aktuell keine wirkliche Bedrohung vorhanden ist. Dadurch kommt es zur chronischen Dysregulation des ANS. Du bist dauernd angespannt, müde, und es fällt dir schwer, in den Ruhemodus zu schalten. Das Erleben von Trauma trickst dein System aus – es reagiert ständig und überdramatisch auf alltägliche Stressoren.

Und genau hier setzt ein weiteres Konzept an: die "**Neurozeption**". Das ist eine Art unwillkürliche Radarerkennung deines Nervensystems, wie eine Rundum-Warnanlage auf Gefahrensuche. Dieses System, tief verwurzelt in deinem Unbewussten, erkennt und reagiert auf potenzielle Bedrohungen, noch bevor dein Verstand sie überhaupt wahrnimmt. Es ist nicht auf die moderne Welt eingestellt, sondern eher auf die ganz ursprünglichen Gefahren. Evolutionstechnisch hat uns das vielleicht mal gut gedient. In unserer hochtechnisierten Gegenwart kann es allerdings dazu führen, dass Signale falsch interpretiert werden.

Traumareaktionen werden auf diese Weise oft über Generationen hinweg weitergegeben. Stell dir vor, die neurotische Neurozeption deines Vaters hätte seine Alarmglocken ständig im roten Bereich gehalten. Du könntest diese Alarmbereitschaft ohne Kenntnis der ursprünglichen Gefahr übernommen haben. Das erklärt, warum du eines Morgens aufwachst und dich angespannter fühlst, obwohl alles eigentlich in Ordnung ist. Das **Traumasystem** der Vorfahren schwingt nach.

Das heißt, dein autonomes System könnte still und heimlich deine ganze Familie beeinflussen. Das Erkennen und Verstehen, wie diese Mechanismen funktionieren, kann der erste Schritt sein, um sie anzupacken. Es ermöglicht dir, gezielt Techniken anzuwenden, die dein autonomes Nervensystem beruhigen und zurück ins **Gleichgewicht** bringen. Ein gesunder Körper, frei von chronischer Anspannung und unangemessenen Stressreaktionen, ist möglich - mit ein wenig Wissen und Übung.

Zum Schluss

In diesem Kapitel hast du viel über die **Wissenschaft** hinter vererbtem **Trauma** gelernt. Du hast untersucht, wie traumatische Erfahrungen von einer Generation zur nächsten weitergegeben werden und welche biologischen **Mechanismen** das ermöglichen. Du hast nun ein tieferes **Verständnis** dafür, wie Gene und Umwelt zusammenwirken, um auf die Nachkommen einzuwirken.

Du hast gesehen, was **Epigenetik** ist und wie sie funktioniert. Du hast gelernt, wie Umwelteinflüsse die **Genexpression** verändern können und welche Studien zeigen, dass Trauma generationenübergreifende Effekte hat. Außerdem hast du erfahren, wie sich Trauma auf das **Gehirn** und dessen Funktion auswirken kann. Du hast die Bedeutung des autonomen **Nervensystems** kennengelernt und wie es durch Trauma aus dem Gleichgewicht gerät.

All dies zu verstehen, kann dir helfen, bewusster mit deinen eigenen Erfahrungen und den Erfahrungen deiner Familie umzugehen. Nutze dieses Wissen, um besser auf dich und deine Liebsten zu achten, und um zu erkennen, dass Heilung möglich ist. Dein Wissen ist mächtig – wende es zum Guten an!

Kapitel 3: Identifizierung Ihrer familiären Traumamuster

Bist du schon einmal in eine **Familiengeschichte** hineingezogen worden und hast dann plötzlich erkannt, dass es auch um dich selbst geht? Ich erinnere mich, wie ich als Kind **Geschichten** von meinen Großeltern hörte und spürte, dass sich eine unsichtbare Verbindung, eine unausgesprochene Wahrheit darin verbarg. In diesem Kapitel nehme ich dich mit auf eine **Reise**, um deine eigenen familiären Traumamuster zu erkennen.

Zuerst wirfst du einen Blick auf die emotionale **Vererbung** – diese alten Gefühle, die ohne Worte von Generation zu Generation weitergegeben werden. Dann graben wir gemeinsam nach lange verschwiegenen **Familiengeheimnissen** und entblättern das Schweigen vieler Jahre.

Du lernst, die emotionale **Abstammung** deiner Familie nachzuvollziehen und herauszufinden, wie alte Ereignisse noch heute dein Leben beeinflussen. Fragst du dich manchmal, warum gewisse **Muster** sich in deinem Leben wiederholen? Vielleicht steckt viel mehr dahinter, als du bisher gedacht hast...

Erkennen des emotionalen Erbes

Das Konzept des emotionalen **Erbes** ist wirklich faszinierend. Es geht darum, dass du nicht nur dein physisches Aussehen und deine

Gene von deiner Familie erbst, sondern auch deine emotionalen Reaktionen und Muster. Denk mal drüber nach, warum dich bestimmte Dinge aufregen oder sofort in die Luft gehen lassen. Vielleicht liegt es daran, dass deine Eltern oder Großeltern auf dieselbe Weise reagiert haben. Diese unbewussten emotionalen **Verhaltensmuster** werden von Generation zu Generation weitergegeben und prägen dich.

Stell dir vor, chronische **Angst** oder eine unerklärliche Traurigkeit zu haben, obwohl es dafür keinen offensichtlichen Grund gibt. Dieses Gefühl könnte ein Echo von Traumata sein, die deine Vorfahren erlebt haben. Sie haben möglicherweise schlimme Erfahrungen gemacht, und die Art und Weise, wie sie damit umgegangen sind, kann immer noch in deinem emotionalen Erbe präsent sein. Es ist, als trügst du deren ungelöste Gefühle in dir, ohne es wirklich zu merken.

Um ein bisschen tiefer in diese emotionalen Muster einzutauchen, können wir Beispiele wie ständige Unsicherheit oder ein starkes Verlangen nach Anerkennung nennen. Diese Gefühle könnten darauf hindeuten, dass in deiner Familie vielleicht früher sehr strenge Erwartungen herrschten. Oder denk an das Gegenteil, übermäßige **Kontrolle**. Wenn du ständig das Bedürfnis hast, alles zu kontrollieren, dann ist das vielleicht ein ererbtes Muster, das aus einer Vergangenheit kommt, in der alles unsicher war.

Nun zum familiären emotionalen **Klima** – das klingt fast wie eine Wettervorhersage, oder? Aber in Wahrheit bezieht sich das Klima auf die allgemeinen emotionalen Zustände und Atmosphären in deiner Familie. Wenn in deiner Kindheit oft Spannungen oder unausgesprochene Konflikte in der Luft lagen, formt das deine heutigen emotionalen Reaktionen und **Bewältigungsstrategien**. Wenn du als Kind ständig auf Zehenspitzen gingst, fühltest du dich vielleicht immer auf der Hut, dass etwas Schlimmes passieren könnte. Solche früh erlebten Gefühle formen deinen Umgang mit Stress im Erwachsenenleben.

Kennst du das Gefühl, in einen Raum zu kommen und sofort zu merken, dass etwas unangenehm ist? Dieser intuitive Sinn kann auch ein Zeichen dafür sein, wie das familiäre emotionale Klima an dir haftet. Wenn jemand aus deiner Familie stets still und verschlossen war, nur um später in Wut auszubrechen, lernst du vielleicht unbewusst, Stille mit bevorstehenden Gefahren zu verbinden. So kannst du darauf reagieren und deine eigenen Bewältigungsmechanismen entwickeln, selbst als Erwachsener.

Oft sind diese **Muster** nicht leicht zu erkennen, weil du daran gewöhnt bist. Es braucht Mut und Selbstreflexion, um zu begreifen, dass du möglicherweise in den Fußstapfen deiner Familie watst. Aber das Wissen kann befreiend sein.

Wenn du merkst, dass bestimmte emotionale Zustände immer wieder auftauchen, obwohl sie keinen direkten Auslöser haben, hinterfrage sie. Sind das wirklich deine eigenen Ängste, oder trägst du das emotionale Gepäck deiner Familie? Das Erforschen und Verstehen dieser Dynamiken ist der erste Schritt zur **Heilung**.

Das Konzept des emotionalen Erbes, die häufig auftretenden emotionalen Muster und das familiäre emotionale Klima lehren dich viel darüber, warum du so fühlst, wie du fühlst. Erkennen ist nicht nur eine Form der Befreiung, sondern gibt dir auch die Möglichkeit, diese belastende Kette zu durchbrechen und ein gesundes und glücklicheres emotionales Leben zu führen.

Familiengeheimnisse und Schweigen aufdecken

Familien haben oft **Geheimnisse**, die über Jahre verborgen bleiben. Diese Geheimnisse und unausgesprochenen **Traumata** können dich und die kommenden Generationen beeinflussen. Vielleicht fragst du dich, warum du bestimmte Ängste oder Verhaltensweisen hast. Schau dir deine Familie an, es gibt Zusammenhänge.

Manchmal sind es Dinge, an die du dich bewusst nicht erinnerst, die dich aber trotzdem beeinflussen. Zum Beispiel die **Geschichten**, die nie erzählt wurden, Dinge, über die nie gesprochen wurde. Diese Leeren können Raum für Missverständnisse und Ängste schaffen. Deine Oma erwähnt nie den Krieg, deine Eltern schweigen über bestimmte Familienmitglieder.

Das Konzept der "Verschwörung des Schweigens" macht alles noch schlimmer. Dieses **Schweigen** hält Traumata am Leben. Der Ausdruck meint, dass alle Mitglieder eines Systems, oft eine Familie, bewusst oder unbewusst bestimmte Dinge nicht aussprechen. Dieser Mangel an **Kommunikation** ermöglicht es, dass Verletzungen weitergegeben werden. Schweigen wirkt wie ein Fluss, der heimliche Traumata und schädliche Verhaltensweisen weiterträgt.

Durch dieses stillschweigende Abkommen, nicht zu reden, wird es zur Norm, über wichtige Themen zu schweigen. Denk daran, Mangel an Worten bewirkt nicht das Verschwinden des Traumas. Im Gegenteil, es breitet sich eher aus und wird schwerer auf der Seele lasten. Es bleibt wie ein Schatten, dessen Herkunft du nicht genau kennst.

Offenes Reden über **Familiengeschichte** ist wichtig. Verletzungen heilen, wenn du die Worte findest. Das Durchbrechen des Schweigens bringt oft etwas skurril Komisches zutage. Es fängt an mit "Hast du gewusst" und endet meist in Tränen und Umarmungen.

Eine offene Kommunikation kann dir helfen, neue Blickwinkel zu finden und das Puzzle zusammenzusetzen. Die Wortwahl ist einfach, aber der Effekt wirkt oft befreiend. "Haben wir darüber schon mal geredet?" - dieser Satz öffnet Türen. Plötzlich erinnerst du dich, Erlebtes wird geteilt und Missverständnisse lösen sich auf.

Dies führt zu einem oft stark positiven **Wandel**. Dem, wo du etwa endlich sagst: "Stimmt, daran kann ich mich auch erinnern!" oder "Mir erging es damals ähnlich". Es bedeutet Teilen, Heilen und

Freiheit. Den Mut zusammenzunehmen und den ersten Schritt zu machen, lohnt sich meist.

Eigentlich ist es wie ein Zimmer nach Jahren zu lüften. Anfangs wirkt die Luft etwas klamm, aber dann spürst du den Unterschied. Die Klarheit in deinem Leben, in den Beziehungen zu deinen Liebsten, stärkt das Familienfundament. Weitergeben an Kinder und deren Kinder wird damit einfacher und positiver.

Wie der deutsche Schriftsteller Günter Grass sagte, keine **Erinnerung** lässt sich vertreiben. Du kannst sie aber anschauen, aussprechen und so vielerlei Fragen beantworten.

Fang klein an, vielleicht erzählst du eine Anekdote aus deiner Kindheit oder befragst an einer Kaffeetafel mal ganz vorsichtig. Der Aufwand ist groß, das Ergebnis bedeutender für eine harmonische, transparente Zukunft. Die Genesung formulierter Worte setzt einen stärkeren Grundstein. Und das Schweigen, ja das verliert irgendwann seine Kraft.

Die emotionale Erbschaft deiner Familie kartieren

Stell dir vor, du könntest deine **Familiengeschichte** nicht nur durch alte Fotos oder Stammbaum-Spitzen nachvollziehen, sondern durch die emotionalen Verflechtungen, die über Generationen hinweg gewachsen sind. Hier kommen emotionale **Genogramme** ins Spiel. Klingt vielleicht kompliziert, ist aber tatsächlich ein einfaches Werkzeug, um die tiefen emotionalen Muster deiner Familie zu visualisieren. Mit diesem Werkzeug kannst du regelrechte "Landkarten" der **Emotionen**, Bindungen und auch Traumata erstellen, die sich oft über viele Generationen erstrecken.

Wenn du ein solches Genogramm erstellst, beginnst du damit, einfache Dinge zu notieren: wer mit wem verheiratet war, wer wessen Kinder sind, Todesdaten, Hochzeiten und so weiter. Dann fügst du mehr Layer hinzu, wie z.B. Konflikte, Scheidungen, emotionale Nähe oder Distanz, Suchtprobleme oder besondere Stärken und Schwächen einzelner Mitglieder. Auf diese Weise erkennst du schnell wiederkehrende Themen und **Verhaltensmuster**.

Nehmen wir ein Beispiel. Du könntest etwa feststellen, dass es in deiner Familie eine lange Reihe von Scheidungen gibt oder dass bestimmte Ängste und depressives Verhalten häufig auftreten. So kannst du nicht nur die Fakten, sondern auch die Emotionen nachvollziehen und beginnen zu verstehen, wie tief verschiedene Muster wirklich gehen. Interessant dabei ist, dass du vielleicht schon oft ähnliche Eigenschaften oder Problemmuster bei dir selbst gesehen hast, aber nicht wusstest, woher sie eigentlich kommen.

Um diese Muster wahrhaftig zu verstehen und anzugehen, musst du dich sehr intensiv mit dem beschäftigen, was ich "emotionale **Archäologie**" nenne. Stell dir vor, du wärst ein Archäologe, aber statt Ruinen auszugraben und alte Töpfe und Waffen zu finden, gräbst du in der emotionalen Geschichte deiner Familie. An der Oberfläche hat vielleicht dein Opa nie über diesen einen **Weltkrieg** gesprochen. Klar, du weißt, es war schwer für ihn – aber was du vielleicht nicht weißt, ist, wie genau das all seine Entscheidungen, seine Art, mit Menschen umzugehen, ja vielleicht sogar seine Erziehung beeinflusst hat.

Es beginnt mit einfachen Fragen. Worüber wird innerhalb der Familie gesprochen, aber mit welcher Schwere und welcher Häufigkeit? Welche Geschichten werden immer wieder erzählt und welche sind **Tabuthemen**? Welche Muster kannst du erkennen? Dann denk daran, wie diese Gefühle weitergegeben wurden; beeinflussten sie die spätere Generation und wurden von dieser an noch Jüngere weitergegeben?

Du kannst sogar ein Auge darauf werfen, wie man sich innerhalb der Familie mit Konflikten befasst. Ständiges Schweigen und

Verheimlichen können über Jahre hinweg emotionale Barrieren aufbauen – wenn du solche Dinge festhältst, dann wirst du viel mehr über die übergeordnete Familienlogik verstehen können.

Indem du diese Methode anwendest, kannst du die verletzlicheren Teile deiner Familiengeschichte finden – unerzählte und geheime **Traumata** – die nicht nur Auswirkungen auf deine Eltern hatten, sondern bis zu dir reichen. Mit dieser Art von Aufarbeitung kannst du hartnäckige Muster durchbrechen.

Manchmal mag der Schmerz aus der Vergangenheit schwer zu ertragen sein, aber durch emotionale Aufarbeitung findest du wertvolle Schätze eines neuen Verständnisses. Dann kannst du Teile des Erbes, die du falsch verstanden hast, neu einordnen und akzeptieren.

All dies kann auch zu notwendigen Veränderungen und Heilungsprozessen führen. Häufig ist allein das Verstehen schon ein großer Schritt zur Lösung und kann lang erwartete Stabilität und Klarheit bringen.

Gegenwärtige Kämpfe mit vergangenen Ereignissen verbinden

Kennst du das **Gefühl**, wenn gegenwärtige Kämpfe plötzlich intensiver und schwerer erscheinen als nötig? Das könnte am „Zeitkollaps" liegen. Bei **Traumata** erlebst du vergangene Ereignisse noch einmal so, als wären sie Teil deiner aktuellen Erlebnisse. Dein Körper und Geist haben gelernt, in ähnlichen Fällen mit alten Emotionen zu reagieren. Es ist, als ob die Zeit zusammenbricht und die Vergangenheit auf die Gegenwart trifft. Diese innere Vermischung macht es schwer, zwischen alten Wunden und neuen Herausforderungen zu unterscheiden.

Den Zeitkollaps zu verstehen, ist der erste Schritt. Du könntest zum Beispiel feststellen, dass eine gegenwärtige Konfrontation dich an eine alte Erfahrung erinnert. Vielleicht ruft ein harsches Wort **Erinnerungen** an eine strenge Erziehung hervor. Diese alten Ereignisse, die oft in der Kindheit oder Jugend passiert sind, tauchen in hässlichen, unerwarteten Momenten wieder auf. Aber es gibt einen Weg, dies zu erkennen und damit umzugehen.

Wie erkennst du also diese „emotionalen Echos" in deinem aktuellen Leben? Zuerst solltest du auf starke emotionale **Reaktionen** achten, die scheinbar unverhältnismäßig sind. Vielleicht überreagierst du bei Kritik oder wirst unverhältnismäßig ärgerlich in stressigen Situationen. Oft sind das Hinweise auf tiefsitzende, ungelöste Familientraumata. Diese emotionalen Echos prägen dein Handeln und Denken, manchmal ohne dass du es merkst. Beobachte, welche Beispiele für dich passend sind.

Ein Beispiel könnte sein, dass du bei unschuldig gemeinter Kritik sofort defensiv wirst. Das könnte darauf hindeuten, dass du frühere Erniedrigungen oder harsche Zurechtweisungen noch nicht verarbeitet hast. Ein anderes Zeichen könnten unverhältnismäßige Angst- oder **Schamgefühle** sein, wenn du einen Fehler machst. Diese Echos rauben dir die Gegenwart und beeinflussen deine Lebensqualität negativ.

Der nächste Schritt ist es, diese Kämpfe im größeren Zusammenhang deiner **Familiengeschichte** zu sehen. Es ist ziemlich befreiend, zu erkennen, dass du nicht allein bist. Vieles, was du erfährst, wurde möglicherweise über Generationen hinweg weitergegeben. Das kann viel von dem emotionalen Ballast erklären, den du trägst. Plötzlich ergibt alles einen Sinn.

Nimm dir Zeit, mit deinen Eltern, Großeltern oder anderen Familienmitgliedern zu sprechen. Es könnte inspirierend und erhellend sein, ihre Erfahrungen zu hören und zu verstehen, dass auch sie ähnliche Konflikte und Traumata durchlebt haben. Diese Gespräche können dir helfen, **Muster** zu erkennen und eine neue

Perspektive auf deine eigenen Kämpfe zu gewinnen. Und Hilfe suchen ist keine Schande – manchmal kann ein Therapeut genau die nötige Unterstützung bieten, um Familienmuster zu entwirren.

Zuletzt ist es wichtig, dass du dir selbst Gnade schenkst. Verstehen, wo deine eigenen Probleme herkommen, ist nicht gleichbedeutend mit einfach beheben. Es ist ein langer Prozess, der Geduld und Selbstliebe erfordert. Also vergleiche deine Geschichte, erkenne die Echos und stelle die Verbindung zu deiner Gegenwart her. Dieser **Erkenntnisprozess** dämmt die alten Wunden ein und macht Platz für Heilung und Wachstum. Es gibt nichts Stärkeres, als diesen Kreislauf zu durchbrechen und einen neuen Weg voll Verständnis und Frieden zu gehen.

Zum Schluss

Dieses Kapitel hat dich durch die komplexe Welt des familiären **Traumas** geführt und gezeigt, wie emotionales **Erbe** deine jetzige Lebenssituation beeinflusst. Es bietet dir wichtige **Werkzeuge**, um diese tief verwurzelten Muster zu erkennen und zu verstehen.

Du hast gesehen, dass emotionales Erbe deine **Reaktionen** auf Lebensereignisse prägt. Häufige emotionale Muster können auf mögliche vererbte Traumata hinweisen. Die familiäre emotionale **Atmosphäre** beeinflusst deine individuellen Reaktionen und **Bewältigungsmechanismen**. Familiengeheimnisse und unausgesprochene Traumata können nachfolgende Generationen beeinträchtigen. Es ist wichtig, das Schweigen zu brechen und eine offene **Kommunikation** über die Familiengeschichte zu fördern.

Mit diesen Erkenntnissen kannst du nun besser einschätzen, wie vergangene Ereignisse deine gegenwärtigen Erfahrungen formen. Nutze dieses **Wissen**, um eine bessere Zukunft zu gestalten und unterstützend für deine Familie zu sein. Jetzt ist der Moment, um aktiv zu werden und das Gelernte im Alltag anzuwenden. Du hast die Kraft, positive Veränderungen herbeizuführen und deine Familienbande zu stärken.

Kapitel 4: Die Sprache des vererbten Traumas

Hast du jemals das **Gefühl** gehabt, dass du emotionale Lasten trägst, die nicht wirklich deine sind? Ich weiß, wie schwer diese unsichtbaren Ketten sein können. Darum geht's in diesem Kapitel.

Du wirst merken, dass einige **Muster** und Themen in deinem Leben immer wieder auftauchen. Besonders spannend wird's, wenn du erkennst, dass einige deiner **Gedanken** und Verhaltensweisen gar nicht wirklich deine eigenen sind, sondern von früheren Generationen stammen. Klingt das nicht faszinierend?

Ich werde dich durch die ersten **Schritte** führen, die nötig sind, um deine **Emotionen** besser zu verstehen – fast, als würdest du eine neue Sprache lernen. Glaub mir, es ist ein unglaubliches Gefühl, wenn du kapierst, wie deine Geschichte hinter solchen emotionalen Reaktionen steckt.

Du wirst baff sein, wie vieles in deinem **Leben** plötzlich Sinn ergibt, wenn du die **Familiendynamiken** betrachtest, die über Generationen hinweg bestehen. Klingt spannend, oder? Na dann, lass uns loslegen!

Entschlüsselung deines emotionalen Kernvokabulars

Hast du manchmal das Gefühl, dass bestimmte **Emotionen** immer wieder auftauchen? Ja, wahrscheinlich spürst du es durch alltägliche Situationen. Vielleicht sind es Wut, Angst oder Traurigkeit, die wie ständige Begleiter wirken. Aber warum tauchen die immer und immer wieder auf? Hier könnte ein vererbtes **Trauma** der Grund sein. Klingt ein bisschen schwer verdaulich, oder? Ja, ich weiß. Trotzdem ist es total wichtig, diese wiederkehrenden emotionalen Themen zu erkennen. Es könnte nicht nur dein eigenes, sondern auch das emotionale Gepäck deiner **Familie** sein.

Die "Emotionalen Fingerabdrücke." Wie verrückt das auch klingt, wir alle haben sie. Diese Fingerabdrücke hinterlassen **Emotionen**, die oft vererbt werden. Sie sind wie Muster, die in unseren Familiengeschichten verwurzelt sind und sich generationenübergreifend manifestieren. Stell dir das wie eine Art emotionale DNS vor, die weitergegeben wird. Ein Beispiel? Wenn deine Oma wegen einer kriegsbedingten Trennung viel Trauer erlebte, könnte diese Trauer über Generationen nachwirken und heute dich beeinflussen. Es ist, als hätte die Trauer nie aufgehört, weitergegeben von einer Generation zur nächsten.

Aber wie kriegst du jetzt einen Umgang damit? Keine Panik, direkt ins Nächste! Dafür gibt's eine echt coole Technik: **Emotion Mapping**. Diese Technik hilft dir dabei, deine häufigsten emotionalen Zustände nachzuverfolgen und zu analysieren. Nimm dir ein bisschen Zeit regelmäßig und halte fest, was du fühlst. Ist es Angst? Wo fühlst du sie in deinem Körper? Wann taucht sie auf? Schreib das alles auf, mal dir ruhig Schaubilder oder Diagramme, wenn du magst. Stell dir vor, du würdest eine Landkarte deiner Emotionen erstellen - eine ganz persönliche Schatzkarte. Mit der Zeit wirst du **Muster** erkennen. Vielleicht siehst du, dass bestimmte Emotionen immer in ähnlichen Situationen oder an besonderen Tagen auftauchen.

Und je besser du diese Emotionen erkennst, desto mehr kannst du anfangen, die Verbindung zu begreifen. Klingt hart? Na ja, vieles im Leben ist eine Reise, was zählt, ist der Anfang... Mach dir keine Hektik!

Verstehst du? Es gibt diese wiederkehrenden Themen, die wie alte Gespenster immer wieder auftauchen. Dann kapierst du, dass sie eigentlich betagte Familienmuster sein könnten, von denen du nie wirklich wusstest, dass du sie trägst. Durch das Emotion Mapping deckst du diese auf. Plötzlich sitzen diese Gespenster nicht mehr bedrohlich an deinem Tisch, sondern du weißt, wer sie sind und warum sie da sind. Komisch, nicht wahr?

Nun stell dir aber vor, was passiert, wenn du nach und nach über diese Muster lernst. Du beginnst, eine **Sprache** dafür zu entwickeln, erkennst sie im Voraus und schließlich vielleicht... Wer weiß? Vielleicht lassen sie sich sogar lösen? Es ist ein langer Prozess, aber jeder Schritt, dich selbst besser zu verstehen, eröffnet die Chance auf Versöhnung – mit der eigenen Geschichte und der deiner Familie.

Und genau darin liegt die sanfte Kunst der **Heilung**; in kleinen, achtsamen Schritten näherst du dich alten Wunden, erkennst sie, gibst ihnen Namen und schaffst Raum für etwas Neues. Und das, ganz ohne Schuldgefühle. Schließlich willst du doch ein positives, freieres Leben führen, oder?

Wiederkehrende Themen in deinem Leben identifizieren

Okay, es ist Zeit, über wiederkehrende Lebenssituationen nachzudenken. Diese Situationen – du weißt schon, immer wieder dieselben **Probleme** oder Hindernisse – können oft aus Familientrauma resultieren. Schau mal, es mag seltsam klingen, aber die Art und Weise, wie deine Familie früher mit **Stress** und Schmerz umging, kann deine Gegenwart beeinflussen.

Wie erkennst du das? Eine Möglichkeit ist, zu bemerken, wenn du regelmäßig ähnliche **Muster** in verschiedenen Beziehungen oder Arbeitsumgebungen wiederholst. Zum Beispiel enden deine romantischen Beziehungen vielleicht immer schmerzhaft, oder du zoffst dich regelmäßig mit bestimmten Arbeitskollegen. Diese Muster sind oft tief in alten familiären **Traumata** verwurzelt.

Also, was tun? Mach dir Notizen. Wann immer du merkst, dass ein bekanntes Problem auftaucht, schreib es auf. Erinnere dich an deine Kindheit. Gab es ähnliche Situationen in deinem Familienleben? Hast du diese Dynamik bei deinen Eltern oder Großeltern beobachtet? Das könnte dir helfen, die Verknüpfungen zu erkennen.

Jetzt kommen wir zum nächsten Punkt – das Konzept der „**Lebensskripte**". Diese Lebensskripte sind wie Drehbücher, die du unbewusst befolgst, geschrieben von deinen Familienerfahrungen. Stell dir vor, du bist der Hauptdarsteller in einem Film. Aber das Drehbuch, nach dem du lebst, wurde von deinen Eltern oder Großeltern geschrieben. Klingt komisch, oder? Aber tatsächlich beeinflussen uralte Familienmuster oft unsere Entscheidungen heute.

Von geerbtem Trauma beeinflusst, können diese Lebensskripte bestimmte Rollen und Verhaltensweisen vorschreiben, die du, ohne es zu merken, annimmst. Vielleicht fühlst du dich zum Beispiel immer als der Retter in der Not – die Person, die für alle da ist und ihre eigenen Bedürfnisse vernachlässigt. Kommt dir das bekannt vor? Solche Rollen entstehen häufig aus den Erfahrungen unserer Vorfahren.

Um diese Lebensskripte zu verstehen, kannst du verschiedene **Traumata** deiner Familie betrachten. Waren deine Vorfahren in Kriege verwickelt oder haben sie schwere Verluste erlebt? Erkenne, wie solche Erfahrungen Verhaltensmuster in nachfolgenden Generationen hinterlassen können. Das Verständnis dieses Konzepts kann eine Menge über dich und deine Beziehungsmuster aufdecken.

Jetzt erzähle ich dir von einer unglaublich praktischen Übung – der „**Themenverfolgung**". Ziel dieser Übung ist es, wiederkehrende Lebensmuster zu identifizieren und zu dokumentieren. Du brauchst einfach nur ein Tagebuch oder einen Notizblock. Wann immer etwas passiert, das dir vertraut vorkommt oder dich an vergangene Ereignisse erinnert, notiere es.

Mach Folgendes:

• Notiere das Ereignis oder die Situation.

• Schreib auf, was du dabei gefühlt hast.

• Überlege, ob du Ähnliches schon früher erlebt hast. Falls ja, wann?

• Gibt es eine Verbindung zur Vergangenheit deiner Familie? Gab es ähnliche Geschichten oder Situationen?

Hier ist ein Beispiel: Du gerätst in einen Konflikt mit einem Freund. In deinem Tagebuch schreibst du:

• Streit mit Alex,

• Wut und Enttäuschung,

• Ähnliche Situation letztes Jahr mit Jenna,

• Großvater hat oft von Konflikten unter seinen Geschwistern gesprochen.

Durch diese Übung kannst du Muster über die Zeit hinweg erkennen. Diese Muster geben dir Einsichten, wohin deine emotionalen Reaktionen führen und wie wiederum familiäre Erfahrungen dein Verhalten beeinflussen. Alles klar?

Wenn du all dies zusammenstellst – die Betrachtung wiederkehrender Situationen, das Verständnis von Lebensskripten und die Übung der Themenverfolgung – bewegst du dich bewusst auf den Pfad der **Heilung** und Selbstbefreiung. Es ist ein langsamer Prozess, aber ich bin mir sicher, dass du das schaffst.

Erkennen von ererbten Überzeugungen und Verhaltensweisen

Manchmal hältst du **Überzeugungen** für deine eigenen, ohne zu merken, dass sie aus deiner Familie stammen. Diese ererbten Überzeugungen sind echt knifflig. Wenn du darüber nachdenkst – wie unterscheidest du, was wirklich von dir kommt und was du von deinen Eltern oder Großeltern übernommen hast? Fang damit an, zu hinterfragen, woher diese **Gedanken** und Verhaltensweisen stammen. Hast du sie bewusst gewählt oder wurden sie immer so gemacht, wie die Aussage "so haben wir das schon immer getan"?

Es hilft, **Momente**, in denen du dich gestresst oder überfordert fühlst, genauer unter die Lupe zu nehmen. An solchen Punkten zeigen sich oft erlernte Muster. Wenn du zum Beispiel Konflikte vermeiden willst – frag dich, ob das wirklich deine bevorzugte Reaktion ist oder ob es eine Strategie ist, die du in deiner Kindheit gelernt hast, um den Frieden zu bewahren. Vielleicht hast du diese Haltung in deiner Familie unbewusst kopiert. Sich dessen bewusst zu werden, ist der erste Schritt zur Veränderung.

Und dann gibt es die "intergenerationale Übertragung von Bewältigungsmechanismen". Stell dir vor, wie ein Netz von **Verhalten** und Überzeugungen über Generationen hinweg weitergegeben wird. Deine Großeltern haben bestimmte Verhaltensweisen entwickelt, um mit ihren Stressoren klarzukommen und diese Mechanismen an deine Eltern weitergegeben, die sie wiederum an dich weitergegeben haben. Das unreflektierte Übernehmen solcher Mechanismen hält dich oft in einer Spirale von ungesunden Verhaltensmustern gefangen, z.B. dem Flüchten oder Verdrängen, wenn Dinge unangenehm werden.

Aber warum machst du das? Vielleicht hatten deine Vorfahren mit **Ängsten** oder Traumata zu kämpfen, die sie nur dadurch bewältigen konnten, indem sie Mechanismen wie Verdrängung oder Exzessivität (z.B. Arbeit, Alkohol) entwickelt haben. Diese Verhaltensmuster wurden unterbewusst an die nächste Generation weitergegeben. Also, wenn du dich selbst dabei ertappst, auf ähnliche Art zu handeln, könntest du dich fragen – kommst du gerade mit deinen eigenen Ängsten und Problemen klar oder lebst du das "Erbe" deiner Familie aus?

Um diesem Kreislauf zu entkommen, kann die "Ursprung der Überzeugungen"-Technik super hilfreich sein. Stell dir vor, du ziehst einen Faden von deinem aktuellen **Verhalten** zurück zu seinen Ursprüngen. Diese Methode funktioniert so: Nimm eine deiner Hauptüberzeugungen – "Menschen kann man nicht vertrauen", zum Beispiel. Dann spiele dieses "Spiel", indem du zurückgehst und jeden Schritt rekonstruierst – woher kommt diese Überzeugung? Hast du sie persönlich geprägt durch deine eigenen Erfahrungen oder wurde sie dir quasi überliefert?

Diese Technik kann es dir ermöglichen, die Wurzeln deiner **Kernüberzeugungen** klar zu sehen. Ein Beispiel könnte so aussehen: Deine Eltern haben immer über allem Unheil gesprochen – Fehltritte der Familie, die Ängste, die Dunkelheit. Und ja, diese Puzzleteile sammeln sich in deinem Kopf und bilden ein Bild davon, wie die Welt "ist". Damit die Überzeugungen wirklich deine eigenen werden und nicht die von Generationen vor dir, kann es helfen, die eine oder andere Info zu überprüfen – stimmt das wirklich so? Ist das deine Erfahrung oder bist du in eine Denkfalle geraten, die dir vererbt wurde?

Es ist spannend zu sehen, wie diese **Prozesse** wirken, buchstäblich dein Leben prägen und deine Weltansicht formen. Entfliehe den alten Mustern, wage das Unbekannte. Übernimm die Kontrolle und gehe selbstbewusst deinen eigenen Weg. Es ist eine aufregende Reise, die dich erwartet!

Verborgene Familiengeschichten aufdecken

Manchmal sind die unausgesprochenen Familienregeln wie unsichtbare Ketten, die dich festhalten. Diese Regeln **bestimmen**, wie du dich verhalten, fühlen und denken sollst. Hast du dich jemals gefragt, warum bestimmte Themen in deiner Familie nie angesprochen werden? Oder warum alle wissen, was erwartet wird, ohne dass es jemals gesagt wird? Oft sind diese Regeln das Ergebnis ungeklärter **Traumata**. Sie schützen die Familie vor weiterer Verletzung, sorgen aber oft dafür, dass alte Wunden weiter bestehen.

Die Erkennung dieser Regeln beginnt mit **Achtsamkeit**. Frag dich selbst: Welche Themen sind tabu? Welche Erwartungen werden unausgesprochen weitergegeben? Vielleicht bemerkst du, dass es in deiner Familie ungeschrieben ist, über Gefühle zu sprechen. Oder dass man Konflikten lieber aus dem Weg geht, als sie offen zu diskutieren. Diese unausgesprochenen Regeln können oft auf vergangene Traumata hinweisen.

Aber das ist nicht alles. **Familienmythen** spielen eine wichtige Rolle dabei, diese Muster aufrechtzuerhalten. Ein Familienmythos ist eine Geschichte, die immer wieder erzählt wird – manchmal wörtlich, manchmal durch Verhalten und Erwartungen. Diese Mythen sind wie Hollywood-Drehbücher, die das Leben jedes Familienmitglieds beeinflussen. Sie sprechen von Stärke, Opferbereitschaft oder unbezwingbaren Widrigkeiten. Doch oft verbergen sie die nackte Wahrheit: tiefe Wunden, die nie geheilt wurden.

Nimm zum Beispiel die Geschichte vom unerschütterlichen Großvater, der „alles für die Familie opferte". Eine heldenhafte Erzählung, die Stolz und Ehre verbreitet. Doch oft steckt dahinter eine Geschichte von emotionalem Schmerz und ungelösten Traumata. Oder die „starke Frau", die niemals Schwäche zeigt – ein Muster, das vielleicht aus einer Zeit des Verlustes oder der Unsicherheit stammt. Diese Mythen schaffen ein kollektiv akzeptiertes **Narrativ**, welches Schmerz versteckt und Weitergabe von Traumata erleichtert.

Um diese versteckten Geschichten und unausgesprochenen Regeln zu entdecken, gibt es eine Übung namens Narrative Exploration. Setz dich hin und nimm dir Zeit – eine ruhige Umgebung hilft. Dann denk an die Geschichten, die du immer wieder in deiner Familie gehört hast. Was wird gelobt, was vermieden? Mach dir Notizen. Welche Personen werden als „Helden" dargestellt? Welche als „Schwache"?

Beginne mit diesen Schritten:

• Schreib die Geschichte auf, so wie du sie kennst. Ohne Änderungen.

• Frag dich, welche Teile dieser Geschichte am meisten Gewicht haben. Und warum.

• Überleg dir, welche Emotionen die Geschichte bei dir hervorruft.

• Versuche, mögliche versteckte Botschaften oder Regeln in der Geschichte zu erkennen.

Bearbeite diese Geschichten mit einem kritischen Auge. Lege Wert darauf, die konventionellen Erzählwinkel zu beleuchten. Frage dich, was die **Motivation** hinter dem Erzählen dieser Geschichte sein könnte. Und was könnte böswillig versteckt worden sein?

Die Narrative Exploration hilft dir, **Muster** zu erkennen und zu verstehen, welche unausgesprochenen Regeln und Mythen das

Handeln deiner Familie leiten. Du wirst überrascht sein, wie tief verwurzelt diese Geschichten sein können und welchen Einfluss sie auf deine Sichtweise haben. Begleite deine Selbsterkenntnisse mit Rückfragen an die Familie – mit Geduld und Sensibilität erfährst du oft ungeahnte Einsichten.

Es mag zu Beginn entmutigend wirken, all diesen Dingen nachzugehen. Doch es gibt eine Kraft im **Bewusstsein**. Damit schaffst du die Grundlage für ein geheilteres Ich und eine bessere Zukunft für dich und deine Familie. Du brichst den Kreislauf, der über Generationen Bestand hatte. Befreie dich von diesen Lasten und regeneriere dich selbst – eine wertvolle Reise, die du dir selbst schuldig bist. Denn indem du die Geschichten deiner Vergangenheit entwirren, kannst du endlich in der Gegenwart und Zukunft frei und glücklich leben.

Zum Schluss

In dieser letzten Lektion haben wir einige **wichtige Prinzipien** behandelt, die kollektive Belastungen und Verhaltensmuster innerhalb von Familien betreffen.

Du hast nun gelernt, wie du:

• **Emotionale Themen** erkennst: Du kannst jetzt wiederkehrende emotionale Muster im Alltag identifizieren, die auf übernommene Traumata hindeuten könnten.

• Das Konzept der "**emotionalen Fingerabdrücke**" verstehst: Dies zeigt dir, wie Gefühle und Verhaltensweisen in Familien weitergegeben werden.

• Die "**Emotionskarten**"-Technik anwendest: Diese Methode hilft dir, häufig auftretende Gefühlszustände zu beobachten und zu analysieren.

- **Wiederkehrende Lebensthemen** erkennst: Du kannst nun bekannte Lebensmuster aufspüren, die in kollektiven Traumata verwurzelt sind.

- **Vererbte Überzeugungen** identifizierst: Du weißt jetzt, wie du deine persönlichen Überzeugungen von den übernommenen Glaubenssätzen deiner Familie unterscheidest.

Setz das Wissen aus diesem Kapitel in die Praxis um und betrachte es als Werkzeug, um verborgene Themen in deinem Leben aufzuklären. Jeder kleine Schritt bringt dich näher zu einem **bewussteren** und erfüllteren Leben. Trau dich, tief zu gehen und dein unverwechselbares **emotionales Vokabular** zu entdecken.

Kapitel 5: Der Kernsprachen-Ansatz

Hast du dir schon mal **Gedanken** darüber gemacht, was deine tiefsten Ängste und Sorgen über dich aussagen? Ja, genau, ich meine diese Gedanken, die du am liebsten verstecken möchtest. Glaub mir, du bist damit nicht allein. In diesem Kapitel wirst du genau diese Dinge **entdecken**.

Ich bin hier, um dich auf deiner **Entdeckungsreise** zu begleiten. Ich zeige dir, wie du aus einfachen Beschwerden, Handlungen oder Wörtern tieferliegende **Muster** erkennst. Du wirst überrascht sein, wie ein paar Worte deine ganze **Wahrnehmung** verändern können.

Vielleicht denkst du jetzt: „Okay, einfach gesagt, aber wie?" In diesem Kapitel erfährst du genau das. Von der **Analyse** deiner grundlegenden Beschwerden bis hin zur Erschaffung deiner eigenen **Sprachkarte**. Klingt nach Magie, oder?

Bist du bereit, dein inneres Selbst besser zu **verstehen**? Dann fang an zu lesen. Ich verspreche dir, es wird aufregend und aufschlussreich.

Kernbeschwerden verstehen

Du fragst dich vielleicht, warum du gewisse hartnäckige **Beschwerden** in deinem Leben hast. Nicht nur die offensichtlichen, sondern jene, die sich tief in deiner Seele festgesetzt haben. Oft können diese Beschwerden eine Verbindung zu **Familientraumata** haben. Das bedeutet, sie haben möglicherweise ihren Ursprung in den Erfahrungen und emotionalen Verletzungen deiner Vorfahren. Klingt das verrückt? Aber es stimmt – Verletzungen und ungelöste Konflikte können tatsächlich von einer Generation zur nächsten weitergegeben werden.

Indem du auf deine tiefgreifenden Beschwerden achtest, kannst du die Verbindungen zu familiären **Traumata** erkennen. Überleg mal: Hattest du je das Gefühl, dass etwas dich runterzieht, ohne dass es einen offensichtlichen Grund dafür gibt? Vielleicht wiederholen sich gleiche Muster in deinen Beziehungen oder deiner Berufswahl. Da ist womöglich ein Hinweis versteckt – ein Erbe von ungelösten Konflikten deiner Vorfahren, die dich beeinflussen. Aber wie erkennst du diese sichtbaren Hinweise?

Da kommt der nächste Schritt ins Spiel: Unterscheide zwischen oberflächlichen Beschwerden und tiefgründigen **Kernproblemen**. Oberflächliche Beschwerden sind die alltäglichen Ärgernisse – Stau im Verkehr, eine schlechte Internetverbindung, Missverständnisse am Arbeitsplatz. Doch wenn solche Probleme zu einer ständigen Quelle von Stress werden und deine Lebensqualität erheblich beeinflussen, könnte dahinter etwas Tieferes stecken. Manchmal sind diese oberflächlichen Probleme nur der Deckmantel für tiefere emotionale Verwundungen, die unsichtbar um Hilfe schreien.

Der Weg zu den Kernproblemen beginnt mit aufmerksamem Zuhören auf deine inneren Signale. Stell dir vor, du setzt dich hin und denkst darüber nach, welche Beschwerden immer wieder auftauchen. Was löst **Furcht** oder Zorn aus? Das kann helfen, Muster zu erkennen. So verstehst du, welche Beschwerden nur an der Oberfläche kratzen und welche tiefer liegende Verletzungen hervorrufen.

Ein hilfreiches Werkzeug dafür könnte das "**Beschwerde-Tagebuch**" sein. Stell dir vor, du beginnst, täglich festzuhalten, was dich aufregt oder belastet. Ganz einfach. Schreib alles auf, was dich stört, sowie deine Reaktionen und Gefühle. Nach ein paar Wochen könntest du Muster erkennen. Vielleicht bemerkst du, dass gewisse Situationen immer die gleiche emotionale Reaktion auslösen. Und da ist schon der Hinweis: Dies sind deine Kernbeschwerden, die nicht nur bloße Ärgernisse des Alltags sind.

Dann kommt die eigentliche Magie – du visierst die **Muster** an und versuchst herauszufinden, ob es Verbindungen zu deiner Familiengeschichte gibt. Vielleicht schlägt dein Herz schneller, wenn du an Konflikte in deinem Elternhaus denkst oder du erlebst ähnliche emotionale Reaktionen wie jemand aus deiner Familie. Das einfache Führen eines Tagebuchs kann in diesem Prozess unglaublich aufklärend sein.

Genauso wichtig bei diesen Schritten ist es, langsam deine persönlichen Verbindungen zu entwirren. Die Reise des Kernbeschwerden Erkennens ist ein Zusammenspiel aus **Selbsterkenntnis** und dem Mut, tief in deine eigenen Emotionen zu blicken. Letztendlich befreist du dich nicht nur von altem Schmerz, sondern schaffst auch Raum für positive Veränderungen und Heilung in deinem Leben.

So können wir uns ein verständliches Bild davon machen, wie hartnäckige Lebensbeschwerden möglicherweise mit lang vergessenen Familientraumata verknüpft sind. Indem du diese Schritte des Erkennens durchläufst, hast du die Chance, mit Frieden und Klarheit in die Zukunft zu blicken – ohne die Last der Vergangenheit auf deinen Schultern.

Kernbeschreibungen identifizieren

Lerne, wie du die **Schlüsselwörter** und -phrasen erkennst, die du benutzt, um dich selbst und dein Leben zu beschreiben. Es ist einfacher, als du denkst. Du musst nur darauf achten, was du sagst. Oft sprechen wir in Mustern, und diese Worte können uns viel über unser inneres Selbst verraten.

Warum sind diese Schlüsselwörter so wichtig? Denk mal dran, wie oft du bestimmte Wörter benutzt, um Situationen oder **Emotionen** zu beschreiben. Diese Schlüsselwörter sind wie Leitplanken deines inneren Dialogs. Wenn du z.B. in Momenten des Stresses immer wieder sagst: „Ich halte das nicht aus", könnte das ein Hinweis sein. Diese Worte formen deine Realität und limitieren oft deine Fähigkeiten, Dinge anders zu sehen.

Probier's mal aus: Schreib kleine Listen mit häufig verwendeten Phrasen, die dir auffallen. Setz dich hin und notiere sie. Welche tauchen immer wieder auf? Das Erkennen ist der erste Schritt zur Veränderung, und du wirst erstaunt sein, wie mächtig das ist.

Aber das ist noch nicht alles. Lass uns über "sprachliche Fingerabdrücke" und deren Rolle bei vererbten **Traumata** sprechen.

"Sprachliche Fingerabdrücke" sind bestimmte Wörter und Phrasen, die wir von unseren Eltern oder Großeltern übernehmen. Diese übertragen oft ihre Ängste und Unsicherheiten auf uns. Manchmal fehlt uns der bewusste Zugang zu diesen Vererbungen. Aber sie sind da, versteckt in unserer täglichen Sprache. Zum Beispiel, wenn du merkst, dass du oft deine Probleme als "unzumutbar" bezeichnest, während deine Mutter oder dein Großvater dasselbe Wort benutzte, könnte das ein verborgener Hinweis auf vererbte Unsicherheit sein.

Diese "Fingerabdrücke" können klare Indikatoren für emotionalen Ballast sein. Sie zeigen, wie durch die Sprache familiäre **Muster** weitergegeben werden. Schau genau hin, wenn du sprichst. Hörst du manchmal, dass du Phrasen verwendest, die du schon oft von deinen Eltern gehört hast? Das ist kein Zufall.

Besonders cool finde ich hier die „Word Cloud"-Übung. Diese Übung macht deutlich, welche Beschreibungen du am häufigsten verwendest. Du nimmst ein großes weißes Blatt, schreibst all die Wörter, die dir einfallen, nach Größe sortiert auf. Also die Wörter, die du am häufigsten nutzt, schreibst du groß. Die weniger gebrauchten klein. So erhältst du ein klares Bild deines sprachlichen Schwerpunkts.

Und warum dieser Aufwand? Visuell entstehen häufig Aha-Momente. Unterschiedliche Größen helfen dir, Prioritäten deiner **Gedanken** mustergültig zu unterstreichen.

Jetzt wo du das Material hast und die Begriffe siehst, die wiederholt aufkommen, kannst du Muster erkennen. Es zeigt glasklar Einflussfaktoren, die nicht nur deine Sprache, sondern auch deine Sichtweise gestalten. Und da liegt der Schlüssel zur Veränderung: **Bewusstsein**. Wenn du erkannt hast, welche deiner Worte dir Grenzen setzen, bist du quasi schon auf halber Strecke.

Trag die identifizierten Worte nicht nur in deinem Kopf herum – teile deine Einsichten mit einem Freund oder deiner Familie. Auch diese Gespräche helfen, die Muster weiter zu erkennen und vielleicht sogar aufzulösen.

Und zum Ende dieser Übung — finde Worte, die dir Kraft schenken. Neutrale oder positive Begriffe, die von deinen herkömmlichen abweichen und wähle diese bewusst. Der Austausch alter Phrasen mit neuen kann, Schritt für Schritt, einen riesigen Unterschied machen. So einfach kann ein Anfang sein, raus aus der **Vergangenheit** und rein in die **Zukunft** ohne Schuldgefühle.

Entdecke deinen Kernsatz

Stell dir mal vor, du formulierst eine **prägnante** Aussage, die deine tiefste Angst oder Überzeugung auf den Punkt bringt. Es geht darum, all die kleinen Gedanken und Gefühle zu einer einfachen Aussage zu verdichten. Stell dir vor, du erzählst einem Kumpel deine größte Befürchtung in nur einem Satz. Was würdest du sagen? Das ist dein **Kernsatz**. Diese eine Aussage, die all die unterschwelligen Ängste und Überzeugungen zusammenfasst, die du mit dir herumschleppst. Der Kernsatz hilft dir zu kapieren, was dich tief im Inneren wirklich belastet.

Warum ist dieser Kernsatz so wichtig? Er erlaubt dir, vererbte **Traumamuster** besser zu checken. Oft haben wir Ängste und Überzeugungen, die gar nicht direkt aus unseren eigenen Erfahrungen stammen. Vielleicht sind sie durch Geschichten entstanden, die in deiner Familie weitererzählt wurden, oder durch Verhaltensweisen, die über Generationen hinweg nachgeäfft wurden. Indem du deinen Kernsatz formulierst, hast du einen Schlüssel in der Hand, um diese vererbten Traumamuster aufzudecken. Hier siehst du glasklar, welche

Aufdeckung von Kerntraumata

Du hast vielleicht schon mal von **Kerntraumata** gehört, aber weißt du wirklich, was sie sind und wie sie dich beeinflussen? Kerntraumata sind tief verwurzelte emotionale **Verletzungen**, die oft in der Kindheit entstehen und unser ganzes Leben lang nachwirken können. Sie formen unsere **Persönlichkeit** und beeinflussen, wie wir mit anderen interagieren.

Um deine eigenen Kerntraumata aufzudecken, musst du einen Blick in dein **Inneres** werfen. Achte auf wiederkehrende **Muster** in deinen Beziehungen und deinem Verhalten. Fühlst du dich oft ungeliebt oder verlassen? Hast du Schwierigkeiten, anderen zu vertrauen? Das könnten Hinweise auf zugrunde liegende Traumata sein.

Ein wichtiger Schritt ist die **Selbstreflexion**. Nimm dir Zeit, über deine Kindheit nachzudenken. Welche Erlebnisse haben dich besonders geprägt? Oft liegen die Wurzeln unserer Kerntraumata in diesen frühen **Erfahrungen**.

Vergiss nicht, dass die Aufdeckung von Kerntraumata ein **Prozess** ist. Es braucht Zeit und manchmal professionelle Hilfe. Sei geduldig mit dir selbst und denk daran: Das Erkennen deiner Traumata ist der erste Schritt zur Heilung.

Wenn du dich auf diese Reise der Selbsterkenntnis begibst, wirst du vielleicht feststellen, dass alte Wunden aufbrechen. Das ist normal und sogar notwendig für die Heilung. Lass dich davon nicht entmutigen. Mit jedem Schritt, den du machst, kommst du deinem wahren Selbst näher.

Praktische Übung: Erstellen deiner Kern-Sprachkarte

Als Erstes solltest du deine häufigsten **Beschwerden** und Klagen über das Leben auflisten. Mach dir keine Gedanken darüber, wie es klingt oder ob es zu negativ ist. Du musst ehrlich zu dir selbst sein. Notiere alles, was dich regelmäßig **stresst**. Arbeit, Familie, Geld, Gesundheit - alles, was dich belastet, zählt.

Als Nächstes musst du die wiederkehrenden Wörter und Phrasen finden, die du benutzt, um dich selbst und deine **Erfahrungen** zu beschreiben. Hast du bestimmte Wörter im Kopf, die du immer wieder verwendest? Vielleicht sagst du öfter "immer" oder "nie" in einem bestimmten Zusammenhang oder benutzt Abwertungen wie "schlecht" oder "dumm". Nimm dir Zeit, das zu analysieren. Bestenfalls kannst du jetzt ziemlich gut sehen, welche Wörter und Ausdrücke du immer benutzt hast. Und nicht vergessen, das Ganze auf offene und bewusste Weise zu machen, ohne dich selbst zu verurteilen.

Gut, weiter geht's: Formuliere jetzt einen einzigen Satz, der deine tiefste **Angst** oder Überzeugung zusammenfasst. Dieser Schritt kann herausfordernd sein. Überlege, ob es eine Erzählung gibt, die du dir und anderen immer wieder erzählst. Wie zum Beispiel: "Ich bin nie gut genug," oder "Ich werde nie Erfolg haben." Diese Aussage repräsentiert einen inneren Glauben, der sich tief in dir eingefräst hat.

Dann sollst du die **Ursprünge** deiner Kernsprache zurückverfolgen. Welche Ereignisse oder Geschichten in deiner Familiengeschichte könnten diese Überzeugungen oder Ängste hervorgebracht haben? Vielleicht gab es Schicksalsschläge, Verluste oder unverarbeitete Traumata, die von Generation zu Generation weitergegeben wurden. Überlege in Ruhe, was du über deine Familiengeschichte weißt. Sprich mit älteren Verwandten, wenn möglich – manchmal kommen wichtige Details erst im Gespräch auf den Tisch.

Kommen wir nun zum letzten Schritt: Visualisiere eine **Karte**, die deine Kernbeschwerden, Beschreibungen, den zusammenfassenden Satz und die Familientraumata verbindet. Stell dir einen großen, weißen Bogen Papier vor. Male in die Mitte deinen **Schlüsselbegriff** – deinen tiefsten Glauben oder deine größte Angst. Dann füge drumherum die konstanten Beschwerden und benutzten Wörter ein. Zum Schluss verbinde diese Punkte mit den **Familienereignissen**, die du im vorherigen Schritt ausfindig gemacht hast. Diese visuelle Karte hilft dir dabei, Verbindungen zu erkennen – sie zeigt dir, wie tief verwurzelt einige Überzeugungen wirklich sind und wie sie miteinander in Beziehung stehen.

So, und wenn wir all das zusammenfassen, hast du nun eine ganzheitliche Sicht auf deine Kernsprache und deren Ursprung. Wenn du verstehst, woher bestimmte Überzeugungen kommen, wird es einfacher sein, sie zu verändern und neue, positive **Denkweisen** zu entwickeln.

Zum Schluss

Dieses Kapitel hat dir **tiefe Einblicke** gegeben und wichtige Techniken gezeigt. Auf klare und einfache Weise hast du gelernt, wie du tief verwurzelte **Sprachmuster** erkennst und sie auf familiäre **Traumata** zurückführen kannst. Mit diesen **Werkzeugen** kannst du dein Verständnis für dich selbst und deine Beziehung zu anderen Menschen verbessern.

In diesem Kapitel hast du gesehen, wie man die häufigsten **Beschwerden** im Leben identifiziert und deren Verbindung zu familiären Traumata erkennt. Du hast die Unterschiede zwischen oberflächlichen Beschwerden und tieferen Kernproblemen kennengelernt. Der "Beschwerde-Journaling"-Ansatz wurde dir vorgestellt, um **Muster** in täglichen Klagen zu finden. Du hast gelernt, wie man wichtige Wörter und Phrasen erkennt, die man benutzt, um sich und sein Leben zu beschreiben, und deren Zusammenhang mit vererbten Traumata. Außerdem hast du erfahren, wie man die **Ursprünge** der wichtigsten Worte zurückverfolgt und eine visuelle Karte erstellt, die deine Sorgen und familiären Traumata verbindet.

Mit diesen **Erkenntnissen** bist du nun in der Lage, tiefe und wertvolle Einsichten in deine eigenen Emotionen und Verhaltensmuster zu gewinnen. Wende das Gelernte an, und du wirst den Weg zu einem erfüllteren und selbstbewussteren Leben finden. Vertrau darauf, dass du das Beste aus deinem Erlernten machen kannst!

Kapitel 6: Emotionalen Ballast loslassen

Hast du dich je gefragt, warum manche alten Wunden nie richtig **heilen**? In diesem Kapitel stelle ich mich diesen tief verborgenen **Schmerzen**. Und du – ja, du – wirst durch diese Seiten blätternd deine eigene **Last** erkennen und sanft ablegen können.

Zunächst eine Geschichte aus meinem Leben. Ich habe oft gefühlt, dass ich Schmerzen trage, die nicht meine eigenen sind. Du kennst das doch sicher. Aber wenn man begreift, welchen **Ballast** man von alten Generationen mit sich schleppt, wird klar, dass es an der Zeit ist, denen zu **vergeben**, die vor uns waren, und das eigene Herz zu erleichtern.

Hier erfährst du, wie wichtig das **Loslassen** von altem Schmerz ist und wie daraus neue emotionale Muster entstehen können. Selbst eine kleine Übung am Ende zeigt dir, wie eine Handvoll **Rituale** echte Wunder wirken. So nimmst du endlich leicht und frei neuen **Raum** für dich ein.

Begleite mich in diese ehrliche Auseinandersetzung. Es wird Zeit, den alten Kram abzulegen und neu zu beginnen.

Ererbten Schmerz anerkennen

Vererbter **Schmerz**. Wie sollst du solch eine **Last** tragen, die du nie wirklich selbst erlebt hast? Können Schmerzen und **Trauer** wirklich durch die Generationen hindurchgereicht werden? Ja, sie können, und oft erkennst du es nicht sofort. Doch wenn du den Schmerz erkennst und ihm Raum gibst, kann **Heilung** beginnen. Zuerst solltest du innehalten und dir bewusst werden, dass der Schmerz, den du empfindest, vielleicht nicht nur dein eigener ist. Du solltest den Schmerz also fühlen, anerkennen und akzeptieren. Klingt einfach, ist es aber nicht immer.

Du musst hinschauen. Spüren, was in dir vorgeht. Vielleicht fühlst du dich traurig, obwohl du keinen Grund dafür hast. Oder es kommen alte, nicht erklärbare **Ängste** hoch. Jene Emotionen genau zu benennen, hilft oft schon weiter. Du sagst dir: "Das ist nicht nur mein Schmerz. Das könnte auch der Schmerz meiner Mutter, meines Vaters oder gar meiner Großeltern sein." Plötzlich fühlst du dich nicht mehr so allein. Das Schmerzlose-Kontinuum wird gebrochen.

Und wie beginnst du dann? Durch das **Gespräch** mit der Familie, das ist ein wichtiger Schritt. Auch wenn es manchmal schwierig ist. Erzählungen, alte Fotos und Briefe – all das hilft, zu verstehen, was früher passiert ist. Und ständig die Fragen im Kopf behalten: Welcher Schmerz wurde durch meine Ahnen getragen? Welche Muster wiederholen sich in meinem Leben?

Okay, lass uns jetzt das Konzept des "Ahnenschmerzes" näher erkunden. **Ahnenschmerz**, schon allein das Wort lässt dich aufhorchen. Aber was bedeutet das eigentlich? Ahnenschmerz beschreibt den emotionalen Schmerz und die **Traumata**, die von deinen Vorfahren weitergegeben wurden. Dieser Schmerz kann sich auf vielfältige Weise äußern: Als tiefe Traurigkeit, chronische Ängste, oder vielleicht sogar Wut – und das ohne erkennbaren Grund in der Gegenwart. Unsere Vorfahren haben einiges durchgemacht, Krieg, Armut oder Verluste. Und diese schweren Erfahrungen könntest du unbewusst mit dir herumtragen.

Wichtig ist zu verstehen, dass Ahnenschmerz nicht nur in großen dramatischen Ereignissen liegt. Selbst alltägliche negative Gefühle und kleine Traumata können weitergegeben werden. Zum Beispiel, die Angst vor dem Verlust, die zur ständigen Sorge um die eigene Sicherheit wird. Der Drang, ständig stark sein zu müssen, weil weinen schwach macht – eine Lektion, die vielleicht dein Vater von seiner Mutter gelernt hat und die dann an dich weitergegeben wurde. Ahnenschmerz manifestiert sich nicht nur in großen Katastrophen, sondern in ganz alltäglichen Gefühlen.

Jetzt reden wir mal darüber, wie du das Inventar deines emotionalen Erbes erstellst. Hört sich vielleicht kompliziert an, ist jedoch einfacher, als du zuerst denkst. Das Ziel hierbei ist, eine Liste zu erstellen von wiederkehrenden emotionalen Mustern und traumatischen Ereignissen in deiner Familiengeschichte. Du setzt dich hin, nimmst dir etwas Zeit und beginnst, die Geschichten deiner Vorfahren zu rekapitulieren – wie etwa Verluste, Ängste, Wutanfälle, Überlebensstrategien, all das.

Vielleicht solltest du eine Art Familienstammbaum erstellen, nur statt der Namen trägst du die emotionalen Erlebnisse und Erschütterungen ein. Zum Beispiel: "Großmutter hatte ständige Angst vor Armut, die hat sie an meine Mutter weitergegeben." Oder: "Vater wurde oft ohne Grund wütend." Diese Muster aufzuschreiben hilft dir, sie besser zu sehen und schließlich damit zu arbeiten.

Es ist ein Prozess der Bewusstwerdung. Mehr und mehr verstehst du, dass nicht jeder Gedanke, jede emotionale Reaktion, wirklich nur aus dir heraus kommt. Du beginnst zu sehen, wie du in dieses komplexe Netz von Gefühlen und Erinnerungen eingebunden bist. Und am Ende des Tages – während dieser Inventur – erkennst du, dass du auch die Macht hast, diesen Kreislauf zu durchbrechen und in Richtung Heilung zu schreiten.

Generationsschuld loslassen

Manchmal trägst du die Last der vergangenen Generationen—wie ein unsichtbarer **Rucksack** voller Schuldgefühle. Diese Schulden gehören nicht dir, aber irgendwie fühlst du dich für sie verantwortlich. Es ist wichtig zu lernen, wie man solche **Schuldgefühle** loslässt, um sich frei zu fühlen. Es gibt einfache Strategien, mit denen das möglich ist.

Ein Weg ist, den Rucksack zu betrachten und ihn bewusst abzulegen. Genauso wie jemand, der nach einem langen Tag die Tasche ablegt und sich entspannt. Stell dir vor, du machst das Gleiche mit deinen schuldbeladenen **Gedanken**. Es ist wichtig, dir klarzumachen, dass alte, vererbte Muster nicht deine eigene Schuld sind. Loslassen heißt Luft holen und sich sagen: "Das gehört nicht mir."

Interessanterweise trägst du oft eine Art "fehlgeleitete **Verantwortung**" mit dir herum. Das Konzept dahinter? Stell dir vor, jede Generation übergibt ein Stück Verantwortung in Form von Schuld, bewusst oder unbewusst. Vielleicht fühlst du dich verantwortlich für die Entscheidungen deiner Eltern oder Großeltern—aber diese Verantwortung ist fehl am Platz. Es ist, als würdest du den Rucksack eines Fremden tragen, der ihn dir einfach gelassen hat. Wie kannst du dich davon lösen? Wichtig ist zu erkennen, dass du diese Last gar nicht tragen sollst und darfst.

Aber wie gehst du da konkret vor? Eine gute Methode ist die Schuldfreigabe-**Visualisierungstechnik**. Mach das ruhig bequem im Alltag, so wie du auch eine Tasse Tee greifen würdest. Setz dich bequem hin, schließ die Augen und atme tief durch. Stell dir vor, jede Einatmung füllt dich mit Ruhe und jede Ausatmung lässt die fremde Schuld los. Mach dir ein inneres Bild von der Schuld, wie sie in Form eines dunklen Nebels deinen Körper verlässt. Sie steigt auf und verschwindet—wie Wolken, die sich auflösen.

Nimm einen letzten tiefen **Atemzug**. Vielleicht fällt es dir jetzt leichter, Sätze zu sagen wie "Diese Schuld gehört nicht mir" oder "Ich bin frei von dieser Last." Diese Schritte heilen im Kleinen und tragen im Großen dazu bei, eine Welle des positiven Wandels zu schaffen.

Diese drei Konzepte—den unsichtbaren Rucksack ablegen, das Verständnis von fehlgeleiteter Verantwortung und die Schuldfreigabe—bilden zusammen eine starke **Grundlage**. Sie helfen dir dabei, die Last der Familiengeschichte zu lösen und leichter in die Zukunft zu blicken—bereit, ein Leben ohne ererbte Schuld zu führen.

Es kostet Zeit und Übung, alte **Muster** loszulassen, aber es ist möglich. So wie sich Wurzeln eines Baumes finden, selbst wenn der Baum neu gepflanzt wird, so findest du auch neue Wege des Wachstums. Es geht darum, erkannt zu haben, sich verantwortlich zu fühlen und aktiv den Wandel einzuleiten. Jedes Loslassen zählt und ist ein Schritt in die gewollte Richtung.

Sich selbst und seine Vorfahren vergeben

Mitgefühl für dich selbst und deine Vorfahren zu entwickeln, ist ein wichtiger Schritt im **Heilungsprozess**. Manchmal tappst du leicht in die Falle, dich selbst oder andere für deine Schwierigkeiten zu beschuldigen. Aber das bringt dich nicht weiter. Stattdessen solltest du versuchen, Mitgefühl aufzubringen. Stell dir vor, dein Vorfahre hat auch nur sein Bestes gegeben, mit dem Wissen und den Ressourcen, die ihm zur Verfügung standen. Vielleicht hatte er es schwer, vielleicht wusste er es nicht besser. Und nun machst du es auch, du gibst dein Bestes.

Mitgefühl öffnet das **Herz** und erlaubt es dir, Schmerzen und Ärger loszulassen. Ein Beispiel: Wenn du merkst, wie streng du zu dir selbst bist, vielleicht weil du das Gefühl hast, nicht genug zu tun oder zu sein, versuch mal, dich selbst wie einen guten Kumpel zu behandeln. Frag dich: Was würdest du einem guten Freund in dieser

Situation sagen? Wahrscheinlich wärst du verständnisvoller und wohlwollender.

Zeige mehr **Verständnis** für dich selbst. Das bedeutet nicht, dass du deine eigene Verantwortung leugnest. Es bedeutet, dass du dich selbst mit Liebe und Geduld behandelst.

Um diese Idee weiterzuführen, spielt **Vergebung** eine große Rolle beim Durchbrechen von Zyklen generationaler Traumata. Sie ist quasi der Schlüssel, um schwere Zeiten vergangener Generationen, die Teile deines Lebens beeinflussen, zu lösen. Klar, die Vergangenheit ist oft schmerzhaft und unfair. Doch durch Vergebung befreist du dich selbst und gibst dir die Möglichkeit für einen Neuanfang.

Eines der Hauptanliegen in solchen Heilungsprozessen ist die Erkenntnis, dass Vergebung kein Vergessen ist. Es bedeutet nicht, dass das, was geschehen ist, akzeptabel oder entschuldbar war. Es bedeutet einfach, dass du dich selbst von der Kontrolle über diese Ereignisse befreien möchtest.

Lass mich einen weiteren Punkt verdeutlichen: Vergangene Schmerzen oder Fehler weiterzutragen ist wie ein Groll, der nur dich selbst belastet. Durch Vergebung löst du den Griff dieser alten Gefühle auf dein gegenwärtiges Sein. So kannst du frei von diesen Lasten werden.

Eine nützliche Übung ist der "**Vergebungsbrief**". Hier schreibst du an jemanden – das kann jemand sein, dem du noch heute Groll hegst, oder ein längst vergangener Vorfahre. Schreib alles, was du noch sagen möchtest – deine Schmerzen, deinen Ärger, aber auch dein Verständnis und dein Bedürfnis nach Heilung.

Dieser Brief muss nicht mal abgeschickt werden. Es geht einfach darum, deine Gefühle zu benennen und loszulassen.

Fang an mit: "Liebes XYZ," und dann schreib frei von der Leber weg: "Ich vergebe dir, weil...". Gib deinen Emotionen Raum und sieh, wie befreiend das sein kann.

Sich selbst zu vergeben ist natürlich auch wichtig. Es ist menschlich, Fehler zu machen, und das Akzeptieren begrenzter Umstände lockert gleichzeitig den Druck auf dich und deine Vorfahren.

Mit einer regelmäßigen Praxis solcher Übungen wird **Heilung** Stück für Stück passieren. Es wird ein Stein nach dem anderen abgetragen und so baust du einen leichter gangbaren Pfad für deine und für kommende Generationen auf.

Neue emotionale Muster erschaffen

Manchmal fühlst du dich wie gefangen in uralten **Familienmustern**. Das ist okay, oft laufen diese Prozesse so tief, dass du sie gar nicht bewusst wahrnimmst. Aber die gute Nachricht ist: Du kannst aktiv neue emotionale Reaktionen auswählen und entwickeln, um alte, unerwünschte Muster zu ersetzen. Es ist, als würdest du ein altes Haus renovieren. Du musst Schicht für Schicht vorgehen.

Das erfordert zunächst, dass du dir bewusst machst, welche emotionalen **Reaktionen** von deiner Familie übernommen wurden und wie sie dich beeinflussen. Stell dir vor, deine Wut oder deine Ängste sind nicht wirklich deine, sondern rückwirkend erlernt. Diese Gewohnheiten können jahrzehntelang in der Familie weitergegeben worden sein. Klar, es ist keine leichte Aufgabe, aber jeder Schritt, den du in diese Richtung machst, ist Gewinn.

Wenn du nun deine Reaktionen bewusst wahrnimmst, kannst du langsam anfangen, neue zu erlernen. Das Prinzip der "emotionalen

Neuprogrammierung" hilft dir dabei. Es geht darum, alte Denk- und Fühlmuster durch neue zu ersetzen. Ähnlich wie bei Computern, die mit neuer Software ausgestattet werden – so kannst du dich auch neu programmieren.

Dies geschieht durch wiederholtes Üben neuer Reaktionen. Anstatt wütend zu reagieren, versuch zu verstehen. Anstatt Angst zu empfinden, probier, ruhig zu bleiben. Es wird nicht immer einfach oder direkt erfolgreich sein, aber es ist ein Prozess. Und mit Zeit und **Ausdauer** werden diese neuen Muster zur neuen Normalität.

Ein weiterer Weg, um aus alten Mustern auszubrechen, ist die Nutzung der "**Musterunterbrechung**"-Technik. Diese Technik zielt darauf ab, gewohnheitsmäßige emotionale Reaktionen zu durchbrechen. Also der Moment, in dem du die Handbremse ziehst und neu reagierst. Dazu musst du zunächst diese Gewohnheit, zum Beispiel Ärger oder Angst, erkennen.

Dann, in dem Moment, wo die Reaktion auftritt, unterbrich sie ganz bewusst. Ruf dir eine positive Erinnerung ins Gedächtnis oder mache einen Schritt von der Situation zurück und atme tief durch. Das ist ein bisschen, wie den Fernseher kurz auf Pause zu stellen, bevor man weiterschaut, nur dass es hier um deine **Emotionen** geht.

Wenn du diese Technik regelmäßig einsetzt, fällt es dir mit der Zeit immer leichter, deine Reaktionen bewusst zu lenken und das befreit ungemein. Und denk dran, es ist absolut okay, wenn das nicht immer direkt klappt. Jede kleine Unterbrechung hilft, den Weg zu neuen emotionalen Mustern zu ebnen.

Also, mach dich auf und akzeptiere, dass die **Veränderung** Zeit braucht. Entwaffne negative Emotionen eine nach der anderen, schrittweise. Es ist wie ein Weg, den du Schritt für Schritt gehst. Mit Geduld und Beharrlichkeit kannst du komplett neue Emotionen und Reaktionen aufbauen, um dein emotionales Wohlbefinden zu verbessern.

Tu dir etwas Gutes. Umarme den Prozess und schäme dich nicht für Rückschläge. Es ist schließlich ein Pflaster auf jahrzehntelange Verletzungen und **Heilung** braucht Zeit und Liebe. All diese kleinen Schritte summieren sich und machen einen echten Unterschied. Sei freundlich zu dir selbst – du machst das so gut du kannst.

Praktische Übung: Emotionales Befreiungsritual

Für dieses **Befreiungsritual** brauchst du einen ruhigen Ort. Stell sicher, dass du ungestört bist. Bequeme Kissen, sanfte Musik oder Naturgeräusche wie Vogelgezwitscher schaffen eine angenehme Atmosphäre. Vielleicht möchtest du den Raum auch leicht abdunkeln. Es geht darum, einen sicheren Raum zu schaffen, in dem du dich wohl fühlst.

Nachdem du diesen Raum geschaffen hast, nimm einige kleine Zettel und einen Stift zur Hand. Schreib darauf die **emotionalen Muster**, die du loslassen möchtest. Überleg genau, welche Muster dich lange begleitet haben. Hat vielleicht ein bestimmtes Verhalten oder Gefühl immer wieder für Konflikte in deinem Leben gesorgt? Diese Dinge sollten auf die Zettel. Wähl aus und fokussier dich.

Nun bereitest du dich auf den Übergang vom Geschriebenen zum Symbolischen vor. Zünd eine Kerze an oder mach ein kleines, kontrolliertes Feuer, wenn du die Möglichkeit hast. Sicher ist sicher. Die **Flamme** steht hier für Veränderung und Erneuerung. Spür die Wärme und das Licht. Es symbolisiert den Wandlungsprozess, den du durchmachst.

Jetzt wird's spannend: Lies jeden Zettel laut vor. Erkenne, woher diese emotionalen Muster kommen und welche Wirkung sie auf dich hatten. Das Vorlesen ist kraftvoll. Es bedeutet Anerkennung und Akzeptanz. Diese Muster gehören zu dir, aber sie definieren dich nicht. Nimm dir Zeit für jedes Muster, ohne Hektik. Spür die Last, die abfällt.

Nach dem Vorlesen kommt der entscheidende Moment. Verbrenne oder zerreiße jeden Zettel. Dieser symbolische Akt zeigt, dass du diese Muster **loslässt**. Sie sind nun Teil deiner Vergangenheit und müssen dich nicht mehr belasten. Während du jedem Stück Papier beim Verbrennen zusiehst, stell dir vor, wie die Belastungen verschwinden. Es ist, als würdest du eine schwere Last Stück für Stück abwerfen.

Eine neue Perspektive tut gut. Sprich nun eine positive **Bestätigung** oder Absicht aus. Welche neuen emotionalen Muster möchtest du annehmen? Sei optimistisch und klar. Diese neuen Muster sollen dir helfen, positive Veränderungen in deinem Leben zu schaffen. Ein Beispiel könnte sein: "Ich verhalte mich ruhig und gelassen, auch in stressigen Situationen." Achte darauf, was sich für dich richtig anfühlt.

Um das Ritual abzuschließen, gönn dir einen Moment der Stille oder **Meditation**. Fühl in dich hinein und genieße den Augenblick. Atme durch und spür den neuen Raum, den du geschaffen hast. Lass die stille Energie auf dich wirken. Es ist dein Moment, ihn zu würdigen. Verbinde dich mit deinem Inneren, spür die Freiheit und Leichtigkeit. Dieser Moment markiert das Ende eines kraftvollen Rituals und den Beginn eines neuen emotionalen Kapitels.

Solch ein Ritual kann tief heilsam sein. Es geht nicht nur darum, loszulassen, sondern auch um die bewusste **Entscheidung**, wie du dein emotionales Gepäck in Zukunft leichter machst. Hab Vertrauen in den Prozess und in dich selbst.

Zum Schluss

In diesem Kapitel hast du verschiedene **Techniken** und **Konzepte** kennengelernt, um von familiären Traumata zu heilen und vererbten emotionalen Ballast loszuwerden. Wenn du lernst, diese Gefühle zu erkennen, zu verstehen und gezielt loszulassen, kannst du für dich und kommende Generationen einen positiven Weg ebnen.

Du hast in diesem Kapitel Folgendes gesehen:

• Erkennen des vererbten Schmerzes: Verstehen, wie sich familiäre Traumata auf dich auswirken können.

• Loslassen von generationsübergreifender Schuld: Wege, um dich von der Last der Scham und Schuld zu befreien, die durch familiäre Traumata weitergegeben werden.

• **Vergebung**: Entwickeln von Mitgefühl für dich selbst und deine Vorfahren, um **Heilung** zu ermöglichen.

• Neue emotionale Muster schaffen: Aktive Gestaltung und Umsetzung positiver emotionaler Reaktionen zur Überwindung ererbter negativer Muster.

• Praktisches Emotionsloslass-Ritual: Einführung eines Rituals, um alte Muster symbolisch zu verabschieden und neue positive **Emotionen** zu etablieren.

Nimm die **Lehren** aus diesem Kapitel mit und setze sie aktiv in deinem Leben um. Indem du alte emotionale Wunden heilst und Raum für neue positive Muster schaffst, schreibst du deine eigene **Geschichte** neu. Akzeptanz, Vergebung und bewusste Veränderung sind deine Werkzeuge, um deinem Leben neuen Glanz zu verleihen. **Traumata** mögen eine Vergangenheit haben, doch du gestaltest die **Zukunft**.

Kapitel 7: Das innere Kind heilen

Hast du jemals gedacht, dass dein so **erwachsenes** Leben von einem kleinen Kind tief in dir beeinflusst wird? Ich kann dir sagen, das ist ziemlich häufig. Folge mir auf dieser **Reise** zu deinem jüngeren Selbst. Lass uns mal sehen, was deine **kindliche** Seele noch für dich bereithält – Wunden, die unmerklich schmerzen, und **Potenzial**, das nur darauf wartet, entfesselt zu werden.

Ich erinnere mich noch, wie ich selbst lernte, alte **Kindheitserfahrungen** neu zu betrachten, mit einem prächtigeren Ergebnis als jemals erwartet. Vertrau mir – in diesem Kapitel bekommst du **Techniken** an die Hand, um wie ein fürsorglicher Elternteil dein inneres Kind zu hegen. Es wird spannend sein, zu sehen, wie sich **Widerstandskraft** entwickelt und selbst alte Narben sich in Stärke verwandeln.

Und dann gibt's praktische Übungen, die dich mit deinem inneren Kind sprechen lassen. Kannst du dir das vorstellen? Es ist einfache, aber **kraftvolle** Arbeit... Bist du bereit? Dann lass uns loslegen!

Wiederverbindung mit deinem jüngeren Ich

Wie kannst du verschiedene Phasen deines kindlichen Selbst **identifizieren** und verbinden? Diese Frage steht im Mittelpunkt unseres nächsten Schritts auf dem Weg zur **Heilung**. Der Gedanke an dein jüngeres Ich kann gemischte Gefühle hervorrufen. Vielleicht erinnerst du dich an glückliche Zeiten, oder du fühlst auch Schmerz und Enttäuschung. Aber zu verstehen, in welchen verschiedenen Phasen du dich befunden hast, hilft dir dabei, diese Teile zu integrieren. Stell dir das vor wie eine Reise durch ein altes **Fotoalbum** - jede Seite zeigt eine andere Zeit deines Lebens.

Denk an die verschiedenen Altersstufen in deiner **Kindheit**. Du sagst: "Ah, da war ich 5 und unschuldig." Im nächsten Moment vielleicht 10, als du auf der Suche nach Antworten warst. Bis hin zur Teenagerzeit, voller Emotionen und Fragen. Diese verschiedenen Phasen formen deine Persönlichkeit mit. Du kannst dich also auf eine Phase konzentrieren und Gefühle und Erinnerungen aus dieser Zeit erforschen. Wie warst du als kleiner Junge? Was hast du gern gemacht? Wer waren deine Freunde?

Gut. Jetzt zur Bedeutung dieser ganzen Dinge. Die Arbeit mit deinem inneren Kind, wie es oft genannt wird, ist ein grundlegender Teil der Heilung von **Familientrauma**. Warum? Weil ungeheilte Wunden aus der Kindheit in deinem Verhalten heute wirken. Hast du jemals gemerkt, wie dich bestimmte Kommentare oder Situationen tief berühren, obwohl du sie weniger wichtig machen möchtest? Es kann sein, dass ein jüngerer Teil deines Selbst diese Dinge interpretiert und darauf reagiert. In diesen Momenten fühlst du dich vielleicht wieder wie jener verletzliche Junge, der eine Erklärung oder einfach Liebe brauchte.

Jetzt kommt eine Technik, die dir helfen kann, direkt in diese alten Zeiten zurückzukehren: **Altersregression**. Bei dieser Technik stellst du dir vor, dass du durch die Zeit zurückreist. Es ist, als ob du einen alten Film ansiehst, aber mit mehr Details und Emotionen.

Schließ die Augen. Atme tief durch und stell dir deinen erwachsenen Selbst vor, der in einen gemütlichen alten Raum geht - vielleicht ein Ort, an dem du dich zu Hause fühlst. In einer Ecke des Raumes sitzt dein jüngeres Ich. Vielleicht schaukelt es auf einem Schaukelpferd oder malt ein Bild. Geh zu diesem Kind, deinem jüngeren Ich, hin. Schau ihm in die Augen. Was siehst du? Welche Emotionen wirken in dieser Szene?

Du kannst dich so in diesen Zustand versetzen, offen für das, was kommt, ohne Druck. Es könnte nützlich sein, das jüngere Ich einfach zu beobachten oder sogar ein Gespräch zu beginnen. Frag diesen Teil von dir, wie er sich fühlt und was er braucht. Und dann hör einfach zu. Es klingt einfach, aber diese Methode ermöglicht es dir, **Blockaden** und etwaige Ängste oder Fehlinterpretationen, die du als Erwachsener je nach Kontext erlebt hast, ins Licht zu bringen und zu heilen.

Die Verbindung zu deinem jüngeren Selbst und die bewusste Arbeit mit diesen Emotionen bringt viel Erleichterung. Es fügt dich selbst zusammen und hilft den Schmerz zu erkennen, zu verarbeiten und loszulassen. Ohne den Schatten deiner Vergangenheit kann dein wahres Ich stärker leuchten - wohler mit Licht, das so lange unter einer Decke war. Das ist der Zweck der Altersregression; es hilft dir nicht nur, die verletzte Phase deines jungen Selbst zu erkennen, sondern auch, ihm die Liebe und Aufmerksamkeit zu schenken, die ihm vielleicht gefehlt hat.

Damit diese Technik effektiv angewendet wird, erinnere dich daran, dass kleine Schritte mehr bewirken - Baby-Schritte sozusagen. Geh es langsam an. Wenn es unangenehm wird, gib dir rechtzeitig dabei Raum zum Atmen. Und du wirst bemerken, dass jede **Interaktion** mit deinem jüngeren Selbst ein wenig Last von deinen Schultern nimmt.

Kindheitswunden angehen

Es gibt **Strategien**, um spezifische Kindheitstraumata und Vernachlässigung zu erkennen und zu heilen. Manchmal ist der erste Schritt das Aufdecken. Dein inneres Kind hört nie auf zu sprechen, aber es könnte durch all die Jahre ignoriert worden sein.

Erinnerst du dich an diese **Momente**? Die, die tief in dir eingebrannt sind, auch wenn du sie kaum berühren möchtest? Genau das sind die **Wunden**, um die wir uns kümmern wollen.

Kindheitstraumata und Vernachlässigung können in vielen verschiedenen Formen auftreten. Du musst ihnen wirklich ehrlich begegnen. Gefühle wie **Angst**, Schuld oder Scham sind einschränkend und allgegenwärtig. Einerseits solltest du akzeptieren, dass diese Empfindungen existieren, und dich nicht dafür schämen. Andererseits solltest du verstehen, dass Heilung möglich ist. Dies umfasst den Prozess, diese Emotionen zu durchleben und zuzulassen, dass sie da sind, bevor du weitermachst.

Aber was ist das Zeichen dafür, dass alte Wunden immer noch da sind? Verhalten im **Erwachsenenalter**, klar. Es ist, als ob alte Wunden wie Geister die Struktur deiner modernen Realität heimsuchen. Manchmal merkst du, dass du dich wieder wie ein Kind fühlst, wenn du auf Konflikte stößt. Hast du schon mal bemerkt, wie du in Beziehungen immer wieder auf die gleichen Hindernisse stößt? Oder warum es schwierig ist, Vertrauen zu fassen? Diese alten Muster und Reaktionen sind Hinweise auf ungelöste Wunden.

Jedes Kindheitstrauma hat direkte Auswirkungen auf das Verhalten und die **Beziehungen** im Erwachsenenalter. Es könnte dein Vertrauen in andere beeinträchtigen, Schwierigkeiten verursachen, Nähe zuzulassen, oder Konflikte schaffen, wenn du deinen Wünschen Nachdruck verleihst. Beispiele gefällig? Ein Kind, das vernachlässigt wurde, könnte Schwierigkeiten haben, Liebe zu empfangen oder anzubieten. Ein Kind, das ständig kritisiert wurde, lebt vielleicht als Erwachsener in einer ständigen Verteidigungshaltung, immer bereit, angegriffen zu werden. Das kostet viel Kraft und Balance.

Um entscheidende Kindheitswunden zu identifizieren, kannst du die "Wundkartierung"-Übung verwenden. Setz dich in einen ruhigen Raum, nimm ein Blatt Papier und male einen einfachen

Umriss von dir selbst. Geh mental in deine Kindheit zurück und versuche, Momente des Schmerzes oder der Missachtung entweder bildlich oder symbolisch darzustellen. Markiere jeden dieser Punkte. Vielleicht in Farben, Symbolen oder Worten. Jeder Punkt repräsentiert eine Wunde, die Aufmerksamkeit verlangt. Eine Karte deiner Erlebnisse.

Diese kreative Methode hilft dir, den Schöpfungskern deiner **Emotionen** zu entdecken und ihre Spuren zu verstehen. Betone dabei keine Selbstvorwürfe. Wichtig ist, zu erkennen, wie tief verwurzelt diese Muster sind.

Zum Abschluss, mach dir Klarheit. Diese Einsicht wird dir helfen, bewusster zu handeln und Stück für Stück alte Wunden zu heilen. Indem du erkennst, wie jene Verletzungen dein heutiges Leben beeinflussen, schaffst du den Raum für **Heilung** und Frieden. Geh geduldig vor. Heilung spart Kraft und fördert Frieden.

Die Verbindung zwischen deinen vergangenen Erfahrungen und deinem aktuellen Verhalten und Beziehungen ist komplex. Doch es ist der Mühe wert, diese Dinge zu erkennen und zu lenken. Indem du die Vergangenheit identifizierst und an der Gegenwart arbeitest, bringst du Licht in dunkle Ecken deiner Seele. Nun hältst du nicht nur die Vergangenheit an ihrem Platz, sondern ermöglichst dir selbst, in einer positiven Zukunft neu zu erblühen.

Reparenting-Techniken zur Selbstfürsorge

Sich selbst **liebevoll** zu behandeln ist oft einfacher gesagt als getan, besonders wenn du negative Botschaften aus der Kindheit mit dir herumträgst. Da wäre es hilfreich, eine fürsorgliche innere Stimme zu entwickeln, die diesen negativen Botschaften etwas entgegensetzt.

Du kennst vielleicht diese kritischen Stimmen in deinem Kopf. Diese innere Stimme könnte dir sagen, dass du nicht gut genug bist oder dass du keine Fehler machen darfst. Aber warum sprichst du nicht mit dir selbst so, wie du es mit einem guten Kumpel tun würdest? Statt zu sagen "Ich bin so blöd", könntest du versuchen, dir zu sagen "Das war 'ne harte Nummer, aber ich hab mein Bestes gegeben". Oder statt "Ich vermassele immer alles", kann deine neue innere Stimme dir sagen "Ich lerne jeden Tag dazu".

Eine fürsorgliche innere Stimme muss **trainiert** werden, genau wie jeder andere Muskel. Du musst diese Gewohnheit pflegen, jeden Tag ein bisschen mehr. Schreib zum Beispiel Dinge auf, die du gut gemacht hast und lies sie dir laut vor. Aber du musst nicht gleich alles perfekt machen - kleine Schritte sind auch schon ein Erfolg.

Kommen wir zum Konzept des "**Selbst-Eltern**". Das bedeutet im Grunde, dass du dir selbst die Unterstützung und Fürsorge gibst, die du vielleicht in der Kindheit nicht bekommen hast. Es geht darum, dir selbst beizubringen, deine eigenen Bedürfnisse zu erkennen und ernst zu nehmen.

Beim Selbst-Eltern nimmst du die Rolle eines **liebevollen** Elternteils für dich selbst ein. Stell dir vor, wie du als Kind behandelt werden wolltest - aufmerksam, geduldig, voller Mitgefühl. Genau so solltest du nun mit dir selbst umgehen. Frag dich regelmäßig: "Was brauch ich gerade? Wie kann ich für mich selbst sorgen?" Das kann heißen, dass du dir Pausen gönnst, wenn du platt bist. Oder dich tröstest, wenn du down bist. Oder dich selbst feierst, wenn du was auf die Reihe gekriegt hast.

Es klingt vielleicht ein bisschen strange, aber wenn du anfängst, dich selbst wie dein eigener, bester **Kumpel** zu behandeln, wirst du sehen, wie viel leichter das Leben wird.

Nun kommen wir zur "Innerer Dialog"-Technik. Diese Technik hilft dir, ein positives **Selbstgespräch** zu führen und dir selbst emotionale Unterstützung zu geben. Dafür brauchst du nur ein wenig Zeit und Geduld.

Setz dich an einen ruhigen Ort und mach die Augen zu. Stell dir vor, du quatscht mit einem jüngeren Ich von dir selbst - dem Kind, das du mal warst. Denk daran, was dieses Kind jetzt gerade hören möchte. Das können Worte der Bestätigung und Unterstützung sein, wie "Du bist **wertvoll**" oder "Es ist okay, Fehler zu machen".

Geh diesen inneren Dialog ruhig und geduldig an, pack Wärme und Empathie in deine Worte. Diese Technik erinnert dich daran, dass es immer einen Teil von dir gibt, der Unterstützung und Liebe braucht - und dass du in der Lage bist, genau diese Dinge zu geben.

Jedes dieser Konzepte - eine fürsorgliche innere Stimme, das Prinzip des Selbst-Elterns, und der innere Dialog - helfen dir, alte Wunden zu heilen und jüngere, schmerzhafte Versionen von dir selbst zu trösten. Auf diese Weise legen wir Schritt für Schritt die Steine für eine **hoffnungsvolle** Zukunft. Jeder kleine Schritt ist ein Schritt in Richtung Heilung, und jeder von ihnen zählt.

Aufbau der Widerstandsfähigkeit des inneren Kindes

Dein **inneres Kind** zu stärken, ist ein sehr wichtiger Teil des Heilungsprozesses. Es gibt verschiedene Strategien, die dir helfen können, die emotionale **Widerstandsfähigkeit** deines inneren Kindes zu stärken. Eine davon ist die Pflege der **Selbstfürsorge**. Dabei geht es darum, dir selbst positive und ermutigende Worte zu sagen. Dich selbst freundlich zu behandeln, kann Wunder bewirken. Du kannst eine Liste mit positiven Affirmationen erstellen und diese morgens vor dem Spiegel wiederholen.

Auch körperliche Aktivitäten wie Yoga oder Spazierengehen können helfen. Sie bringen dich zurück in dein Selbst. Es ist, als ob du deinem Körper und Geist eine Pause von all dem Stress gönnst. So kannst du eine sichere Basis schaffen, auf die du immer zurückgreifen kannst. Denk daran: Es sind diese kleinen Momente, die den Unterschied machen.

Ein nächster Schritt könnte sein, kreative **Aktivitäten** in dein Leben zu integrieren. Malen, Schreiben oder Musik können Kraftquellen sein. Sie lassen dich Gefühle ausdrücken, die vielleicht schwer in Worte zu fassen sind. Es ist erstaunlich, wie sehr diese einfachen Tätigkeiten deine emotionale Stabilität stärken können.

Kommen wir zur inneren Welt und wie du die Vergangenheit heilen kannst. Das Konzept der "nachträglichen Fürsorge" bietet hier eine gute Grundlage für **Heilung** und Wachstum. Diese Methode ermöglicht es dir, deinem jüngeren Selbst die Liebe und Fürsorge zu geben, die es damals vielleicht nicht bekommen hat. Du kannst das tun, indem du dir vorstellst, wie du deinem jüngeren Ich treu zur Seite stehst und in bestimmten Situationen liebevoll und unterstützend handelst.

Für diejenigen, die Schwierigkeiten mit der **Visualisierung** haben, kann es hilfreich sein, Tagebuch zu führen. Schreib an dein jüngeres Selbst. Erzähl ihm, wie du heute für es da sein kannst und wie liebevoll du es behandeln wirst. Diese retrospektive Zuwendung hilft dabei, alte Wunden zur Ruhe zu bringen. Du wirst merken, dass du deinem inneren Kind so den Raum gibst, den es früher oft vermisst hat.

Es geht aber nicht nur darum, Altes zu heilen, sondern auch neue, sichere Räume zu schaffen. Hier kommt die Visualisierung "Widerstandskraft aufbauen" ins Spiel. Stell dir vor, du sitzt in einem Raum, in dem du dich absolut sicher fühlst. Dieser Raum kann alles sein – ob ein gemütliches Zimmer, ein sonniger Park oder ein ruhiger Strand. Wichtig ist, dass du dich vollkommen geborgen fühlst.

In diesem Raum findest du alles, was du brauchst, um inneren **Frieden** zu finden. Vielleicht hängt dort ein Bild von jemandem, den du liebst. Vielleicht spielt sanfte Musik im Hintergrund. Alles soll so gestaltet sein, dass es dir ein Gefühl von Sicherheit gibt.

Sprich während dieser Visualisierung mit deinem inneren Kind. Beruhige es und versichere ihm, dass es hier in Sicherheit ist. Sag ihm, dass du jetzt da bist, um Schutz zu geben. Lass es wissen, dass diese sichere Umgebung immer für es verfügbar ist, wann immer es sie braucht. Diese Form von innerer Fürsorge gibt dir die Möglichkeit, dich zu stärken und zu erholen, wenn das Leben chaotisch oder belastend ist.

Insgesamt geht es darum, eine liebevolle **Beziehung** zu deinem inneren Kind aufzubauen. So können Wunden heilen und Resilienz gestärkt werden. Indem du positive Selbstgespräche pflegst, nachträglich Fürsorge praktizierst und Resilienz visualisierst, gibst du dir und deinem inneren Kind die notwendige Unterstützung und Liebe, um ein erfülltes und gesundes Leben zu führen.

Praktische Übung: Inneres Kind-Dialog

Such dir einen **ruhigen**, gemütlichen Platz und mach's dir bequem. Stell dir vor, du bist an einem Ort, der dich total entspannt. Das kann dein Lieblingssessel sein, eine schöne Ecke im Park oder einfach dein Bett. Hauptsache, du fühlst dich wohl und kannst richtig abschalten. Wenn du so weit bist, schließ die Augen und atme tief durch. Lass deine Gedanken zur Ruhe kommen und konzentrier dich voll auf diesen Moment.

Alles klar? Super, dann geht's weiter.

Jetzt stell dir dein inneres Kind vor. Denk an eine bestimmte Phase aus deiner **Kindheit**. Vielleicht bist du fünf und tollst im

Kindergarten herum. Oder du bist zehn und spielst draußen mit deinen Kumpels. Wähl einfach das Alter, das sich für dich richtig anfühlt. Versuch, dieses Kind so klar wie möglich zu sehen, mit all seinen Gefühlen, Gedanken und Träumen.

Wie geht's dem Kleinen? Hast du ein deutliches Bild im Kopf? Dann mach weiter.

Jetzt wird's spannend: Sprich mit deinem inneren Kind. Frag es, was es braucht. Sag zum Beispiel: "Wie fühlst du dich?" oder "Was kann ich für dich tun?" Lass dein inneres Kind frei antworten.

Nimm dir Zeit, richtig zuzuhören. Was erzählt dir dein inneres Kind? Hör genau hin und nimm jede Antwort mit **Mitgefühl** und Verständnis auf. Klar, es mag sich erst mal komisch anfühlen, so ein Gespräch in deinem Kopf zu führen, aber glaub mir, es kann echt heilsam sein.

Gib deinem inneren Kind dann **Trost**, Unterstützung und Sicherheit. Sag Dinge wie: "Du bist in Sicherheit" oder "Ich bin für dich da". Spür, wie sich die Anspannung löst und Geborgenheit breitmacht.

Stell dir vor, wie du dieses innere Kind umarmst. Mach diese Umarmung in deiner Vorstellung so real wie möglich. Siehst du, wie Vergangenheit und Gegenwart verschmelzen? Du gibst deinem früheren Ich die **Liebe** und Fürsorge, die es braucht – das kann Wunder bewirken.

Wenn du bereit bist, öffne langsam die Augen. Der Raum um dich herum sieht vielleicht gleich aus, aber in dir hat sich was verändert. Schreib sofort auf, was dein inneres Kind dir gesagt hat, was du gefühlt und erlebt hast. Diese Einsichten können dir helfen, dich selbst und deine **Wunden** besser zu verstehen.

Diese Übung bringt dich näher an dein inneres Kind heran. Am Anfang mag's sich noch ungewohnt anfühlen, aber je öfter du's machst, desto leichter wird's. Natürlich ist es wichtig, genau hinzuschauen, wie diese **Dialoge** auch dein heutiges Leben beeinflussen und wie du die emotionalen Lasten der Vergangenheit loslassen kannst. So schaffst du dir eine positive Zukunft ohne **Schuldgefühle**.

Zum Schluss

In diesem Kapitel hast du gelernt, wie **wichtig** es ist, dich mit deinem inneren Kind zu **verbinden**, um alte Wunden zu **heilen** und ein positiveres Leben zu führen. Die vorgestellten Techniken und Übungen sollen dir helfen, emotionale **Belastungen** aus der Vergangenheit zu lösen und neue Selbstfürsorge-Fähigkeiten zu entwickeln.

Du hast gesehen, dass die Verbindung mit deinem inneren Kind entscheidend für den **Heilungsprozess** von tiefergelegten familiären Traumata ist. Die "Age Regression" Technik hilft dir, dich an deine **Kindheit** zu erinnern und verborgene Emotionen bewusst zu machen. Viele deiner heutigen Verhaltensmuster und Beziehungsprobleme resultieren aus unverarbeiteten Kindheitsverletzungen.

"Reparenting"-Techniken können dir helfen, eine liebevolle und unterstützende innere Stimme zu entwickeln. Die Stärkung der emotionalen **Resilienz** deines inneren Kindes führt zu einem stabileren und ausgeglicheneren Alltagsleben.

Es liegt an dir, diesen Erkenntnissen Taten folgen zu lassen. Nimm dir regelmäßig Zeit, um die beschriebenen Übungen zu praktizieren und sei geduldig mit dir selbst. Die kontinuierliche **Arbeit** mit deinem inneren Kind kann dir helfen, langanhaltende positive Veränderungen zu erzielen. Pack es an und mache den ersten Schritt zu mehr innerem Frieden und Zufriedenheit, Kumpel!

Kapitel 8: Familienbeziehungen transformieren

Hast du dich jemals gefragt, wie viel **stärker** deine Familienbindung sein könnte? Stell dir vor, du verwandelst angespannte Abende in **harmonische** Zusammenkünfte. Als Autor möchte ich dich einladen, dieses Kapitel als deinen **Schlüssel** zur positiven Veränderung zu sehen. Vielleicht fragst du dich, wo du anfangen sollst? Genau hier! Ich zeige dir, wie **gesunde** Grenzen dein Familienleben verändern können. Du lernst, deine **Worte** klüger zu wählen und alte Wunden zu heilen.

Aber warte, das ist noch nicht alles – es geht darum, echte **emotionale** Unterstützung zu finden und zu geben. Dieses Kapitel bietet nicht nur Ratschläge – es fordert dich mit praktischen **Übungen** heraus. Bist du bereit für tiefere Gespräche und bessere **Verbindungen**? Tauche ein in die Möglichkeiten, wie dein Familienleben aussehen könnte – leichter, heller und voll echter Nähe.

Gesunde Grenzen in der Familie setzen

Manchmal fühlst du dich, als ob deine Familie über alle Bereiche deines Lebens **entscheidet**. Da hilft es, gesunde persönliche **Grenzen** zu erkennen und durchzusetzen. Eine Grenze bedeutet, dich selbst und deine Bedürfnisse zu respektieren. Es kann echt schwierig sein, besonders in einem familiären Umfeld, wo alles geteilt wird und jeder meint, deine Entscheidungen kommentieren zu müssen.

Nimm dir Zeit, um herauszufinden, wo deine Grenzen überhaupt liegen. Frag dich: Was bringt dich auf die Palme? Wo fühlst du dich eingeengt oder nicht respektiert? Diese Momente geben dir einen Hinweis darauf, wo du deine Linie ziehen solltest. Es ist wichtig, klare Grenzen zu haben, wenn du vermeiden möchtest, dich ständig **ausgelaugt** und überfordert zu fühlen.

Stell dir Grenzen wie eine persönliche **Schutzblase** vor. Innen drin bist nur du und das, was dir guttut. Außen ist der Lärm und der ganze Stress, den dein Umfeld mit sich bringt. Das funktioniert so lange, wie du es verstanden und verinnerlicht hast. Es ist völlig okay, die Blase jederzeit anzupassen. Fang klein an. Vielleicht reservierst du den Samstagmorgen nur für dich oder schaltest das Handy beim Abendessen aus.

Jetzt zum Thema emotionale **Verstrickung**. Das passiert oft in Familien und kann echt anstrengend sein. Stell dir eine unsichtbare Bandage vor, die dich mit den emotionalen Lasten deiner Familie verbindet. Jemand erzählt dir zum dritten Mal dieselbe traurige Geschichte, und du fühlst dich verpflichtet zu helfen. Dabei merkst du gar nicht, wie sehr dich das selbst runterzieht!

Diese emotionale Verstrickung bedeutet oft, dass du mehr für die Gefühle anderer trägst als für deine eigenen. Eben weil's Familie ist. Dann wird's Zeit, die Schere anzusetzen. Mach dir klar: Du kannst für andere da sein, ohne ihre Probleme zu deinen eigenen zu machen. Es ist okay, "Nein" zu sagen oder dich nicht in jeden Familienkonflikt einzumischen.

Kommst du nicht so leicht raus? Kleine Schritte helfen. Zieh klare **Grenzen** für Gespräche: "Ich kann dir jetzt 15 Minuten zuhören, aber dann muss ich Schluss machen." Oder: "Ich verstehe, dass du frustriert bist, aber ich kann dir gerade nicht helfen."

Wenn du das im Griff hast, können wir darüber reden, wie du das deiner Familie vermittelst. Ein "Grenzen setzen"-**Skript** könnte hier hilfreich sein. Stell dir vor, du sagst: "Ich weiß, dass du es gut meinst, wenn du meine Entscheidung hinterfragst, aber es wäre mir wichtig, wenn du das respektierst." Bleib ruhig und fest, zeig, dass du dir sicher bist. Und steh zu dem, was du sagst.

Ein anderer Punkt könnte sein: "Mir ist aufgefallen, dass unser Kontakt in letzter Zeit stressig für mich ist, und ich brauche etwas Abstand, um meine Batterien aufzuladen." Klingt einfach, braucht aber Mut!

Gesunde Grenzen zu ziehen ist kein Einheitsding und wird sicher schrittweise angegangen. Es wird Momente geben, wo du zurückrudern musst oder wo die Familie erstaunt ist. Wichtig ist, dass du für dich selbst einstehst – immer. Darum geht's wirklich: Diese emotionalen Feinheiten zu meistern, um mit Liebe gemeinsam weiterzugehen. So kannst du deine Familie **schätzen** und pflegen, ohne dich selbst kaputtzumachen.

Kommunikationsmuster verbessern

Wenn du dich fragst, wie man **dysfunktionale** Kommunikationsstile innerhalb der Familie erkennt und ändert, lass uns darüber reden. Oft schleichen sich diese Stile ganz unbemerkt ein. Zum Beispiel das ständige Unterbrechen. Erkennst du dieses Muster bei euch zuhause? Eine Person fängt an zu sprechen, aber bevor sie ihren Gedanken zu Ende bringt, wird sie schon unterbrochen. Das schafft Frust und führt oft zu Zoff. Ein weiteres Beispiel ist das Nicht-Zuhören. Stellt sich jemand taub, während du redest? Das Gefühl, nicht gehört zu werden, kann ziemlich verletzend sein. Genauso übel ist es, wenn jemand ständig **defensiv** reagiert. Stell dir vor, immer in Abwehr zu sein. Das macht vernünftige Gespräche fast unmöglich.

Also, was tun? Ein Ansatz ist es, klarere **Grenzen** zu setzen. Sag direkt: "Ich würde gern ausreden." Das bringt oft schon viel. Auch hilfreich: Stelle offene Fragen. Das zeigt echtes Interesse und öffnet den Dialog. Einfache Regel ist: Mehr zuhören, weniger urteilen. Das ist leichter gesagt als getan, ich weiß. Liegt aber darin ein Schlüssel zur Veränderung.

Nun, warum bleibt es so oft beim Alten? Ein Grund könnte die "zirkuläre **Kommunikation**" sein. Was ist das nun wieder? Überleg mal, ihr streitet wegen denselben Themen immer und immer wieder. Ist wie ein Kreislauf, der nicht durchbrochen wird. Du sagst A, der andere antwortet immer B, und so dreht sich das fortwährend.

Durchbrechen kannst du diesen Kreislauf, indem du das Muster erkennst und es gezielt veränderst. Fang klein an. Wenn du spürst, es kommt wieder zu diesem typischen Schlagabtausch, halt inne. Denk nach, warum reagiert ihr immer so? Vielleicht hilft es, Situationen anders zu formulieren. Statt Vorwürfe zu machen, erklär deine Gefühle. Sag: "Ich fühle mich verletzt, wenn du...", statt: "Du machst immer...". Dadurch wird das Gespräch auf persönliche Erlebnisse gelenkt, nicht auf schuldzuweisendes Streiten.

Ein hilfreiches **Werkzeug** hierbei ist "aktives Zuhören". Was bedeutet das genau? Statt einfach nur darauf zu warten, dass der andere endlich fertig ist, um dann selbst loszulegen, hör richtig zu. Heiße Tricks dafür: Nicken, **Augenkontakt**, Wiederholen des Gehörten. Klingt simpel? Es ist tatsächlich total wirkungsvoll. Zeig deinem Gegenüber, dass du verstehst, was er sagt. Antworte mit Sätzen wie: "Das klingt, als wärst du wirklich verärgert..." oder "Ich höre, dass du dich unfair behandelt fühlst."

Manchmal fragen Leute: Reicht das alleine? Die Sache ist, es kommt auf die **Frequenz** des Gesprächs an. Je öfter du aktiv zuhörst, desto natürlicher wird es und du siehst eine echte Veränderung.

Mit diesen Techniken kannst du bestehende Muster aufbrechen und die **Kommunikation** innerhalb der Familie verbessern. Alles in allem macht das einen riesen Unterschied. Wirst schon sehen!

Ungelöste Familienkonflikte angehen

Familienkonflikte sind irgendwie **zäh**. Wenn Probleme über Jahre hinweg ungelöst bleiben, können sie wie ein Klebstoff wirken, der dich in negativen Mustern festhält. Es gibt jedoch Methoden, mit denen du lange schwelende Familienstreitigkeiten angehen und endlich lösen kannst.

Am Anfang steht immer **Ruhe** und Klarheit. Dir selbst Abstand zu dem Konflikt zu schaffen und einen besseren Überblick zu gewinnen, ist der erste Schritt. Überleg dir: Was sind die Hauptpunkte des Konflikts? Welche Gefühle sind involviert? Ziel ist es, die Dinge so objektiv wie möglich zu betrachten, was dir später helfen wird, friedliche Gespräche zu führen.

Ein Tipp, den viele hilfreich finden, ist das **Schreiben** eines Briefes. Diesen schickst du nicht ab, sondern er dient dazu, deine eigenen Gedanken und Gefühle zu ordnen und zu verstehen. Es hilft dir, deine Perspektive klar und deutlich zu formulieren, was später in einem tatsächlichen Gespräch oder einer Sitzung von Nutzen ist.

Aber Konflikte stehen nicht alleine da. Sie sind tief mit unseren familiären Beziehungen und Dynamiken verbunden. Das bringt uns zum Konzept der "**Familientheorie**".

Familientheorie klingt vielleicht kompliziert, ist aber eigentlich ganz simpel. Sie beschreibt, wie jedes Mitglied der Familie bestimmte Rollen und Muster spielt. Diese Theorie kann dir dabei helfen, die Ursachen für Konflikte besser zu verstehen. Stell dir vor, jedes Familienmitglied ist wie ein Zahnrad in einer großen Maschine – bewegt sich ein Zahnrad, beeinflusst es alle anderen.

Dabei ist es wichtig zu wissen, dass die **Bedürfnisse** und Verhaltensweisen jedes Mitglieds oft stark von vergangenen Erfahrungen und vererbten Geschichten geprägt sind. Wenn du den Hintergrund und die Muster kennst, kannst du besser nachvollziehen, warum jemand auf eine bestimmte Weise reagiert. Das ist der Schlüssel zur Annäherung und Lösung von Konflikten.

Es ist Zeit, etwas Praktisches in Angriff zu nehmen – **Konfliktmapping**. Diese Übung bietet dir eine Art Landkarte für komplizierte Familiendynamiken.

Setz dich hin und mal auf ein Blatt Papier eine Art Diagramm. Schreib den Namen jedes involvierten Familienmitglieds auf und zeichne Linien, um die Beziehungen und Spannungen zwischen ihnen zu verdeutlichen. Vielleicht verwendest du Farben, um negative und positive Verbindungen zu unterscheiden. Das Ziel ist es, visualisieren zu können, wer mit wem auf welche Weise verbunden ist.

Dann nimm dir jede **Beziehung** einzeln vor und hinterfrage, welche Gefühle und vergangenen Ereignisse diese Verbindung prägen. Hierbei geht es vor allem darum, Aha-Momente zu schaffen: "Ah, daher kommt dieses Verhalten." Mit diesen Einsichten kannst du gezielter und empathischer an die Konfliktlösung herangehen.

Übergänge sind genauso wichtig! Nachdem du deine Konfliktlandkarte erstellt hast, geh zur Familie und zeig deine Einsichten. Natürlich nicht wortwörtlich, sondern nutze dein neues Verständnis, um offener und gelassener auf deine Verwandten zuzugehen.

Im Wesentlichen erfordert der Umgang mit ungelösten Familienkonflikten Methoden, die sowohl einfache als auch tiefere Einblicke bieten. Ob durch Briefe schreiben, das Anwenden der Familientheorie oder Konfliktmapping – jeder Schritt hilft dir, Klarheit zu gewinnen und letztendlich einen friedlichen Weg zur Lösung zu finden. Das Angehen von Familienkonflikten braucht **Mut**, aber es ist der Mühe wert – du wirst eine positivere Zukunft für dich und deine Familie schaffen können.

Förderung emotionaler Unterstützung innerhalb der Familie

Emotionale Offenheit und Unterstützung innerhalb der Familie zu fördern, klingt vielleicht kompliziert, aber es ist machbar. Du musst einfach **anfangen**. Zeig deinen Familienmitgliedern, dass du für sie da bist – wirklich da. Ein offenes **Gespräch** kann Wunder wirken. Fragen wie "Wie geht's dir wirklich?" oder "Was beschäftigt dich gerade?" machen den Start leicht. Seit wann hast du mit ihnen *wirklich* geredet?

Wichtig ist, nicht gleich zu bewerten oder Schuldzuweisungen zu machen. Hier geht's darum, zuzuhören und **Verständnis** zu zeigen. Und das erfordert auch Mut. Mut, eigene Gefühle in Worte zu fassen und ansprechbar zu bleiben, auch wenn das, was du hörst, weh tut. Es geht nicht darum, die perfekte Antwort zu haben, sondern einfach mal zuzuhören, okay? Und ja, das kann unangenehm sein, echte Gefühle auf den Tisch zu bringen. Aber genau da liegt der Schlüssel – lass uns diese Stufe zusammen nehmen.

Gut, haben wir das klargestellt, dass Offenheit die Tür ist. Wie kommst du dann weiter? Da kommt "emotionales Coaching" ins Spiel.

Emotionales Coaching verbindet euch wieder als **Einheit**. Es bedeutet, sich gegenseitig zu helfen, Gefühle und Verhalten besser zu verstehen und damit umzugehen. Stell dir das mal vor: Jeder in deiner Familie weiß, wie man emotionale Höhen und Tiefen erfolgreich meistert. Klingt doch traumhaft, oder? Jemand in deiner Familie könnte diese Rolle übernehmen und durch seine oder ihre Unterstützung anderen helfen, ihre Gefühle zu validieren und zu navigieren. Natürlich braucht es eine Person, die das versteht und umsetzt – aber mit etwas Übung kannst du das lernen.

Dieser Coach – in der Regel bist das du selbst oder jemand, der ein gutes Gespür hat – hilft den anderen herauszufinden, was sie fühlen und warum. Und was könnte schöner sein, als zu wissen, dass du dich immer auf jemanden verlassen kannst, der deinen Rücken hat? **Unterstützen** – nicht zu sagen, was zu tun ist, sondern gemeinsam die beste Lösung zu finden. Das lässt Familien wachsen und stärker werden.

Hier ist unser Zwischenschritt: Von emotionalem Coaching hin zu einem **Ritual**, das alles zusammenführt – den "Familien-Check-In".

Der Familien-Check-In ist ein Ritual, das regelmäßig einberufen wird. Vielleicht einmal die Woche, um den emotionalen Zustand jedes Familienmitglieds zu überprüfen. Treffpunkt ist der Esstisch, die Couch, oder wo immer ihr am besten zusammensitzen könnt. Füße hochlegen ist auch erlaubt! Jeder bekommt die Chance, seine Woche zu teilen – Höhen und Tiefen. Erlaubt ist alles: Freude, Ärger, Trauer, Hoffnungen. Jede **Stimme** zählt.

Diese Check-Ins helfen, Verletzungen zu vermeiden, bevor sie entstehen, weil jeder gehört und verstanden wird. Und hey, das stärkt das Band zwischen euch. Und auch wenn es zu Anfang ein bisschen ungewohnt erscheint, wirst du sehen, wie einfach es mit der Zeit wird. Diese Treffen sind keine Pflichtstunden oder ein Verhör, sondern die Möglichkeit, echt und authentisch zusammenzukommen. Also, wann startest du?

Zusammengefasst kann man sagen: Öffne dich emotional, setze emotionales Coaching ein, um **Beziehungen** zu stärken und führe regelmäßige Check-Ins durch, um immer wieder zusammenzufinden. Kleine Schritte, große **Wirkung**.

Praktische Übung: Familienkommunikationsstrategie

Diese Übung hilft dir, **Kommunikationsprobleme** in deiner Familie zu erkennen und einen konkreten Ansatz zu entwickeln.

Identifiziere zunächst die wichtigsten Kommunikationsprobleme in deiner Familie. Denk mal drüber nach: Welche Themen enden meist in **Missverständnissen** oder Streit? Vielleicht gibt es ein Familienmitglied, das immer das letzte Wort haben muss, oder jemand weicht bei schwierigen Themen aus. Schreib diese Probleme auf, so hast du eine klare Liste vor dir.

Möglicherweise ist es auch so, dass immer jemand andere kritisiert, ohne zuzuhören, oder du fühlst dich ignoriert, wenn du etwas sagen möchtest. Diese Dinge einzugrenzen wird dir helfen, gezielter anzusetzen.

Wähle nun ein spezifisches Problem aus, das du verbessern möchtest. Schau dir deine Liste an und such dir ein Problem aus, das dir besonders wichtig ist. Am besten eins, das relativ einfach anzusprechen ist - also etwas Kleines, womit man anfangen kann. Zum Beispiel, dass **Gespräche** oft unterbrochen werden oder jemand Beratungsresistenz zeigt.

Schreibe dein ideales Ergebnis für diese Kommunikationsherausforderung auf. Was möchtest du erreichen? Schreib es klar und deutlich auf, damit du dein **Ziel** vor Augen hast. Beispielsweise könntest du schreiben: "Mein Ziel ist es, dass alle bei Familiengesprächen ausreden dürfen."

Entwickle ein Skript oder Stichpunkte, um das Problem anzusprechen. Schreib dir auf, was du sagen möchtest. Einfach **Stichpunkte** und keine langen Romane. Sei dabei respektvoll und klar. Zum Beispiel könntest du anfangen mit: "Ich habe bemerkt, dass wir uns oft gegenseitig unterbrechen, wenn wir reden."

Übe deinen Ansatz mit einem vertrauenswürdigen Kumpel oder Therapeuten. Du fühlst dich sicherer, wenn du deinen Ansatz vorher mal ausprobierst. Nimm dir jemanden, dem du vertraust, und üb es laut. Er kann dir **Feedback** geben.

Vereinbare einen Zeitpunkt, um das Gespräch mit deinem Familienmitglied oder deinen Familienmitgliedern zu führen. Sprich einen guten **Zeitrahmen** ab - also nicht zwischen Tür und Angel. Am besten, wenn alle entspannt und aufmerksam sein können. Wie wäre es mit einem Familienabend, bei dem ihr euch extra Zeit dafür nehmt?

Reflektiere das Ergebnis und passe deine **Strategie** bei Bedarf an. Nach dem Gespräch solltest du dir Zeit nehmen, darüber nachzudenken. Hat alles so geklappt, wie du es dir vorgestellt hast? Gab es Missverständnisse oder neue Probleme? Schreib auf, was gut gelaufen ist und was nicht.

Fertig! Du hast alle Schritte durchlaufen und hast eine bessere Grundlage für mehr Harmonie und Verständnis in deiner Familie geschaffen. Gib nicht auf, wenn's beim ersten Mal nicht perfekt klappt - **Kommunikation** ist ein fortlaufender Prozess!

Zusammenfassung

In diesem Kapitel hast du wichtige **Strategien** kennengelernt, um gesunde Grenzen mit deiner Familie zu setzen. Diese Methoden helfen dir, **Missverständnisse** und Konflikte zu vermeiden und ein harmonischeres Familienleben zu führen. Mit gezielten

Kommunikationsmustern kannst du Probleme besser ansprechen und lösen. Denk daran, dass du der Schlüssel zu einem positiven Familienumfeld bist.

Du hast in diesem Kapitel erfahren:

- Wie du persönliche **Grenzen** erkennst und durchsetzt

- Was "emotionale Verstrickung" ist und wie sie **Beziehungen** beeinträchtigen kann

- Wie man ein **Drehbuch** zum Durchsetzen von Grenzen erstellt

- Wie man Probleme in der Kommunikation identifiziert und löst

- Die Bedeutung von "Familien-Check-Ins", um emotionale **Bedürfnisse** zu erkennen

Es liegt nun an dir, diese Tipps und **Techniken** anzuwenden. Dein Engagement kann die Beziehungen in deiner Familie positiv beeinflussen und so ein liebevolleres und unterstützenderes Umfeld schaffen. Nutze das Wissen aus diesem Kapitel, um deine **Familienbeziehungen** zu stärken!

Kapitel 9: Sich von einschränkenden Überzeugungen befreien

Hast du dich jemals gefragt, was dich wirklich daran **hindert**, deine **Träume** zu verwirklichen? Ich erinnere mich an den Moment, als mir klar wurde, dass viele unserer Denkweisen einfach von anderen übernommen wurden. Hier in diesem Kapitel wirst du feststellen, wie **befreiend** es sein kann, diese Limitationen zu identifizieren und aufzulösen.

Es beginnt damit, dass ich dir helfe, jene eingeprägten negativen **Gedanken** zu erkennen, die du vielleicht gar nicht bemerkt hast. Klar, es fühlt sich manchmal schwer an, aber gemeinsam hinterfragen wir diese Stimmen. Wir entdecken zusammen, wie man alte **Familienstorys** umschreibt und in positive **Energie** verwandelt.

Ich zeige dir einfache **Übungen**, die dir dabei helfen werden, neue, stärkende **Glaubenssätze** zu entwickeln. Unser Ziel ist es, dich zu inspirieren und dich neugierig auf den nächsten Schritt zu machen. Tauche ein und entdecke, wie du diese einschränkenden Ideen loslassen kannst!

Erkennen von ererbten einschränkenden Überzeugungen

Überzeugungen, die aus Familientraumata stammen, können tief in dir verwurzelt sein und dein Leben beeinflussen. Oft weißt du gar nicht, dass diese Glaubenssätze von deiner Familie kommen und dein **Potenzial** einschränken. Das Erkennen dieser Überzeugungen ist der erste Schritt, um sie loszulassen.

Erinnerst du dich an Zeiten, als du dachtest, du bist für etwas nicht gut genug, obwohl es keine offensichtlichen Gründe dafür gab? Es könnte sein, dass solche Gedanken aus **Angst** oder Unsicherheit entstanden sind, die deine Eltern oder Großeltern durchlebt haben. Sie haben diese Gefühle und Überzeugungen unbewusst an dich weitergegeben, und sie wurden Teil deines eigenen Glaubenssystems. Also, wie kannst du diese einschränkenden Glaubenssätze erkennen?

Stell dir ein Gespräch mit einem Elternteil oder Großelternteil vor. Was sagen sie oft über das Leben, **Geld** oder Erfolg? Diese Aussagen sind oft Hinweise auf ererbte Überzeugungen. Deine Familie könnte zum Beispiel oft gesagt haben: "Geld wächst nicht auf Bäumen." Wenn du solche Sätze oft gehört hast, hast du vielleicht geglaubt, dass es schwierig ist, finanziellen Erfolg zu haben.

Ein weiteres Beispiel ist, wie deine Familie über **Emotionen** spricht oder nicht spricht. Wenn es in deiner Familie ein Tabu war, Gefühle auszudrücken, hast du vielleicht gelernt, deine Emotionen zu unterdrücken und nicht darüber zu sprechen. Das kann dich daran hindern, tiefere und authentischere Beziehungen aufzubauen.

Nun, wie werden diese Überzeugungen weitergegeben? **Glaubenssysteme** werden oft durch wiederholte Erfahrungen und Erzählungen innerhalb der Familie entwickelt. Wenn Großeltern schwere Zeiten durchlebt haben, wie den Krieg oder wirtschaftliche Unsicherheit, können die damit verbundenen Überzeugungen ohne Worte weitergegeben werden. Diese Erlebnisse beeinflussen, wie sie ihre Kinder erziehen, und diese Kinder wiederum die nächste Generation.

Du fragst dich vielleicht, wie man dem Ganzen auf die Spur kommt. Hier kommt die "**Glaubensinventur**"-Technik ins Spiel, um deine Kernüberzeugungen zu verstehen. Das beginnt damit, dass du dir ein wenig Zeit nimmst und dich hinsetzt, um eine Liste von Überzeugungen zu erstellen, die du über dich selbst, das Leben und die Welt hast. Schreib alles auf, was dir spontan in den Sinn kommt, auch wenn es nur vage erscheint.

Die Technik der Glaubensinventur besteht aus folgenden Schritten:

• Nimm dir einen Block und Stift.

• Notiere alle Überzeugungen, die du über dich selbst, andere, Geld, Arbeit, Liebe, Glück, etc., hast.

• Beobachte, welche dieser Glaubenssätze dir schon in deiner Kindheit begegnet sind. Welche stammen von deinen Eltern oder Großeltern?

Es macht Sinn, hier eine Pause zu machen und dich daran zu erinnern, dass diese Überzeugungen nicht unbedingt wahr sind. Sie wurden von Generation zu Generation weitergegeben, oft ohne Hinterfragen. Schau dir an, welche davon dich aktuell in deinem Leben einschränken. Diese Erkenntnis ist aufregend und befreiend zugleich. Es bedeutet, dass du Wege finden kannst, diese Überzeugungen zu ändern und neue, positive Glaubenssätze zu entwickeln, die zu dem Leben passen, das du dir wünschst.

Mach dir bewusst: Du hast die **Macht**, diese Muster zu durchbrechen. Zu erkennen, dass diese Überzeugungen nicht wirklich deine eigenen sind, sondern Erbe deiner Familie, ist ein riesiger Schritt in die Richtung zu einem selbstbestimmten Leben.

Herausfordernde negative Selbstgespräche

Lass uns über **Strategien** sprechen, um selbstzerstörerische innere Dialoge zu identifizieren und zu bekämpfen. Negative **Selbstgespräche** lassen dich zweifeln, dich klein fühlen und halten dich fest in Mustern gefangen, die dich nicht weiterbringen. Wenn du diese inneren Stimmen erkennst, kannst du anfangen, sie zu verändern. Eine Methode ist, deinen **Gedanken** wie einem neugierigen Fremden zuzuhören, anstatt ihnen zu vertrauen. Was sagt diese Stimme eigentlich? Und wichtiger, warum? Fragst du dich, ob das überhaupt wahr ist, was du denkst?

Manchmal spricht die innere Stimme nicht die ganze Wahrheit. Solltest du dir selbst Vorwürfe machen, weil du einen Fehler gemacht hast? Oder hörst du: „Das schaffst du nie." Statt zurückzuweichen, frag nach **Beweisen**. Welche Beweise siehst du denn wirklich für diese Gedanken? Und gibt's keine anderen, die das Gegenteil zeigen? Die Einsicht hilft, diese selbstzerstörerischen Dialoge zu erkennen. Wie bei einem schlechten Radiosender – einzig durch Abschalten oder Ändern der Frequenz wird's besser.

Aber wie passt das alles in die Welt der "kognitiven **Verzerrungen**"? Kognitive Verzerrungen sind automatische Denkmuster, die dich in einem verzerrten Licht sehen lassen. Stell dir vor – jeder hat sie, diese kleinen Lügen, die das Gehirn herumflüstert. Ein Beispiel: das „Alles-oder-nichts-Denken", wo du meinst, wenn etwas nicht perfekt ist, ist es vollkommen misslungen. Andere Beispiele sind voreilige Schlussfolgerungen oder Katastrophendenken.

Wenn du anfängst, diese Verzerrungen zu erkennen, wirst du verstehen, wie sie dir einschränkende Überzeugungen vorgaukeln. Du hattest einen schlechten Tag auf der Arbeit, also sagst du dir: „Ich bin schrecklich in meinem Job." Oder du verrechnest dich, also ist deine innere Stimme sofort da: „Mathe war nie deine Stärke, hast du immer schon Probleme gehabt." Was du hier siehst, sind keine Tatsachen, sondern Annahmen, die durch diese Verzerrungen entstehen. Erkennst du sie, dann nimmst du ihnen ihre **Macht**.

Bleibt noch eine starke Übung: „Gedanken hinterfragen." Diese Übung hilft, negatives Selbstgespräch zu hinterfragen und neu zu formulieren.

- Schreib deine negativen Gedanken auf.

- Frage dich: „Ist das wirklich wahr?" Suche nach Beweisen für und gegen diese Gedanken.

- Formuliere deine negativen Gedanken neu auf eine positive oder neutralere Weise.

Stell dir vor, du denkst: „Das wird nie gehen." Schreib es auf. Dann frag dich, ob das wirklich stimmt und finde Gegenbeispiele, wie du früher Schwierigkeiten überwunden hast. Änder diesen Gedanken zu: „Es wird vielleicht nicht leicht, aber ich kann es versuchen und sehen, wie es läuft."

Diese Methode ist nicht kompliziert, aber **kraftvoll**. Bist du bereit, solchen Gedanken entgegenzutreten? Mit der Zeit wird's einfacher, alte Gedankenmuster zu erkennen und durch gesündere zu ersetzen. Kannst du dir ausmalen, wie viel freundlicher deine innere Stimme werden kann, wenn du achtsam dagegen arbeitest?

Mit diesen Strategien ausgeschöpft, siehst du, wie tief der Einfluss von kognitiven Verzerrungen auf deine **Selbstwahrnehmung** ist. Aber Wissen darüber allein genügt nicht – du musst bewusst aktiv gegenarbeiten. Klar definierte Bestandteile helfen, die Übung „Gedanken hinterfragen" effektiv anzuwenden und bessere Ergebnisse zu erzielen. So wird dein Selbstgespräch freundlicher und unterstützender. Negatives Selbstgespräch anzunehmen und zu bekämpfen erfordert zusätzlichen Mut – aber darin liegt der Schlüssel zu einem stärkeren Selbstbewusstsein.

Familiäre Narrative neu gestalten

Manchmal fühlst du dich, als ob du in alten **Familiengeschichten** feststeckst, nicht wahr? Aber es muss nicht so bleiben. Indem du deine **Perspektive** änderst, kannst du diese Geschichten in eine Kraftquelle verwandeln. Stell dir mal vor, wie mächtig es sein kann, all die negativen Erlebnisse deiner Familie aus einem neuen Blickwinkel zu sehen. Vielleicht ist die Geschichte, dass dein Opa sein Geschäft verloren hat, kein Scheitern. Vielleicht ist es eine Geschichte von **Mut** und Neuanfang. Es geht darum, die Stärken in jeder Geschichte zu finden.

Wie machst du das? Es beginnt mit einer bewussten Entscheidung, die Geschichten anders zu erzählen. Frag dich, was du aus diesen Erfahrungen lernen kannst. Was haben sie deiner Familie beigebracht? Vielleicht sind sie ein Beweis dafür, wie **widerstandsfähig** ihr seid. Indem du das große Ganze betrachtest, findest du die positiven Aspekte, die oft übersehen werden.

Ganz wichtig dabei ist, dass du dich nicht nur auf das Schlechte konzentrierst. Schau auf das Gute, das sich durch die schweren Zeiten hindurch gezogen hat. Das kann anfangs schwer sein, aber mit jedem kleinen Schritt wird es einfacher. Glaub mir, es ist wie **Magie**, wenn du erkennst, wie kraftvoll diese neuen Narrative sein können.

Die **narrative Therapie** ist ein wirkungsvolles Werkzeug. Sie ist eine Methode, bei der du deine Lebensgeschichte neu erzählst, um sie angenehmer zu gestalten. Klingt einfach, oder? Doch die Auswirkungen können tiefgreifend sein. Durch narrative Therapie kannst du Muster erkennen, die dich in deiner familiären Geschichte festhalten. Diese Therapie hilft dir, distanzierter auf deine Erzählungen zu blicken.

Stell dir ein Gespräch zwischen dir und deinem besten Kumpel vor. Genauso funktioniert es. Du erzählst deine Geschichte, entdeckst die Probleme und findest gemeinsame Lösungen. Wichtig dabei ist, dass die Therapie nicht starr ist. Sie passt sich an dich und deine Gefühle an. Du bestimmst, wie tief du gehst und welche Teile deiner

Geschichte du ändern möchtest. Es ist ein gemeinsamer Prozess, bei dem du und der Therapeut zusammenarbeiten, um die Geschichten umzuschreiben.

Die narrative Therapie liefert dir auch Werkzeuge, um selbstbewusster und selbstsicherer zu werden. Indem du die Geschichte umschreibst, erlangst du **Kontrolle** über dein Leben zurück. Dies ist kein kurzer Prozess, aber jeder kleine Schritt verändert dein Leben zum Besseren.

Hier kommt die "Geschichten-Umschreiben" Technik ins Spiel. Bei dieser Methode überarbeitest du die Geschichten, die dich belasten, in stärkende Versionen. Fang damit an, das spezifische Ereignis niederzuschreiben. Dann überprüfe, welche Emotionen und Glaubenssätze damit verbunden sind. Oft sind es die versteckten, negativen Überzeugungen, die dir das Leben schwer machen. Ersetze diese mit positiven Formulierungen.

Ein Beispiel: Anstatt zu sagen, "Meine Mutter war immer so hart zu mir," könntest du sagen, "Meine Mutter hat mich in schwierigen Zeiten herausgefordert, und das hat mich stark gemacht." Es mag auf den ersten Blick kleinteilig wirken, aber diese kleinen Änderungen in der Formulierung haben große Auswirkungen auf deine innere Verfassung.

Also **formuliere** die Geschichten um und finde die wahren, positiven Lektionen darin. Schreib sie um, denk darüber nach und lass sie in dein Herz sinken. Je öfter du das tust, desto natürlicher wird es für dich, familiäre Narrative aus einer stärkenden Perspektive zu betrachten.

Wie du siehst, gibt es viele Wege, um familiäre Narrativen neu zu gestalten und davon zu profitieren. Ob durch das bewusste Umformulieren, narrative Therapie oder das Umschreiben von Geschichten, jeder Schritt führt dich weg von alten Mustern hin zu einem selbstbestimmteren und positiveren Leben.

Stärkende Überzeugungen entwickeln

Wenn du versuchst, sogenannte **Überzeugungen** zu ändern, die dich einschränken, kann es verblüffend einfach erscheinen. Stell dir vor, all diese schlechten Glaubenssätze, die dich irgendwie am Fortschritt hindern – echt nervig, oder? Aber zum Glück gibt's Wege, diese alten, lästigen Muster loszuwerden und durch stärkende Überzeugungen zu ersetzen. Du kannst lernen, positive Gedanken zu pflegen, die dich wirklich weiterbringen.

Eine gute Methode, um neue Überzeugungen zu entwickeln, ist tatsächlich ziemlich greifbar. Schreib auf, was du wirklich **erreichen** willst und warum du es möchtest. Stell dir vor, du bist der Hauptdarsteller in deinem eigenen Film – was für ein Drehbuch hättest du? **Visualisierung** ist hier echt effektiv. Sieh dich selbst in verschiedenen Szenarien, bei denen du deine Ziele schon erreicht hast. Aber mach das so, als würdest du einem Kumpel davon erzählen. "Ey, stell dir vor, ich hab endlich diese Beförderung bekommen. Fühlt sich hammermäßig an, oder?"

Sobald du dir das ausgemalt hast, kommt die nächste Etappe – wiederholen, wiederholen und Ja-Worte nutzen. Schreib deine neuen, positiven Überzeugungen auf und sag sie laut. Am besten jeden Tag. Ob du's glaubst oder nicht, es **funktioniert** tatsächlich. Wer hätte das gedacht?

Um da anzuknüpfen, lass uns mal über die Überzeugungsumgestaltung quatschen. Klingt ziemlich hochtrabend, ist aber im Grunde einfach. Du nimmst eine blöde Überzeugung und wandelst sie um. Also, nehmen wir zum Beispiel: "Ich bin nicht gut genug." Bescheuerter Gedanke, oder? Jetzt mach daraus: "Ich bin auf dem Weg, noch besser zu werden." Klingt gleich ein bisschen cooler, oder?

Das Geile daran ist, dass diese Neuausrichtung dein **Verhalten** und deine Resultate direkt beeinflusst. Glaubenssätze sind mächtige Dinger. Wenn du glaubst, dass du kein guter Läufer bist, wirst du das auch bleiben. Aber wenn du das änderst und dir sagst: "Ich werde jeden Tag ein bisschen besser," dann wirst du es irgendwann wirklich merken – Schritt für Schritt.

Um den Müdigkeitsfaktor zu drosseln, wie wär's damit – höre dir selbst zu! Wortwörtlich. Deine Glaubenssätze beeinflussen alles, was du tust. Kaufst du deine eigenen Ausreden? Lass uns jetzt direkt zur nächsten Methode übergehen.

Jetzt kommen wir zu einer Übung, die echt Spaß macht. Wir reden über **Affirmationen**. Sachen aufschreiben ist nett, aber Affirmationen öffentlich zu sagen, ist noch geiler. Es ist ein bisschen wie verrückt im Spiegel zu lachen, aber dennoch hilfreich. Finde erst einmal starke Aussagen, die dich ansprechen. Zum Beispiel: "Ich bin fähig und stark." Klingt nach 'nem Motto, oder?

Lass uns das Ganze in einen Plan packen, mit einer ausgerollten "Affirmationen Erstellen"-Übung. Schnapp dir ein Blatt Papier und mach 'ne Liste. Dinge wie: "Ich verdiene **Erfolg**." Sag das dann laut. Und wenn die Person im Spiegel grinsend zurückschaut, weißt du, du bist auf dem richtigen Weg. Fang mit diesen einfachen Schritten an und verstärke deine positiven Überzeugungen täglich.

Ehrlich, diese ständig wiederholten kleinen Schritte – bisschen wie Zahnpflege für den Geist – führen dazu, dass du nach einer Weile stärkere, glaubenshärtere Ergebnisse siehst. Deine Affirmationen werden zu einer vertrauten Begleitmusik in deinem Leben. So hilft es dir, gute, eindrucksstarke Überzeugungen zu entwickeln und dauerhaft zu verankern. Zieh das durch, und du wirst auf lange Sicht den Unterschied spüren.

Und weißt du was, dieselben Prinzipien, die dir auch im Spiegel begegnen, kannst du grundsätzlich überall nutzen! Menschen, die bereits geholfen haben, sind ziemliche Stammspieler dieses

Ansatzes. Man könnte sagen: das ist ein prima Faktor, den du nutzen kannst, um dein eigenes Leben positiv zu verändern. Ergibt ziemlich viel **Sinn**, oder?

Praktische Übung: Technik zur Umgestaltung von Überzeugungen

Finde zunächst eine **limitierende Überzeugung**, die du ändern möchtest. Vielleicht hast du schon oft einen Satz wie "Ich bin nicht gut genug" gehört. Solch ein kleines Statement kann dein ganzes Leben beeinflussen und dich davon abhalten, Risiken einzugehen oder neue Dinge anzufangen. Es geht jetzt darum, genau diese Überzeugung zu fassen.

Nimm dir etwas Zeit und identifiziere diese eine Überzeugung, die dir ständig im Kopf herumspukt und dich davon abhält, dein volles **Potenzial** zu erreichen. Es kann vieles sein – vielleicht glaubst du, dass du nichts wert bist oder nie wirklich erfolgreich sein wirst. Was auch immer es ist, es muss aus dir raus und verändert werden.

Als Nächstes untersuche die **Beweise** für und gegen diese Überzeugung. Hast du Belege, die deine Überzeugung stützen? Oder gibt es auch Gegenbeweise? Schau dir alle Ereignisse und Erinnerungen in deinem Leben an, bei denen du diese limitierende Überzeugung gespürt hast. Vielleicht findest du Momente, die zeigen, dass du sehr wohl gut genug bist; du hast nur bisher nicht darauf geachtet.

Was sagen die Fakten über deine Überzeugung? Hattest du Erfolge, die beweisen, dass deine Gedanken nicht stimmen? Auch wenn es nur kleine Siege waren, sie zählen. Überlege dir Situationen, in denen du deine Aufgaben gut gemeistert hast – vielleicht ein Lob im Job, eine bestandene Prüfung oder einfach nur etwas, das du gut hinbekommen hast. Halte diese positiven Beweise fest.

Betrachte nun alternative **Perspektiven** oder Interpretationen. Gibt es andere Möglichkeiten, die gleiche Situation zu sehen? Vielleicht war die Tatsache, dass du bei etwas gescheitert bist, genau das, was du gebraucht hast, um später besser zu werden.

Sei ehrlich zu dir selbst: Gibt es eine andere Art und Weise, über die Dinge nachzudenken? Vielleicht war die Person, die dir gesagt hat, du seist nicht gut genug, selbst unsicher oder hatte eigene Probleme. Es hilft, andere Blickwinkel zu suchen und Dinge aus einem anderen Licht zu betrachten; nur so kannst du neue Erkenntnisse gewinnen.

Jetzt ist es an der Zeit, eine neue, **stärkende Überzeugung** zu erstellen, um die limitierende zu ersetzen. Überlege dir eine positive Aussage, die dir hilft, deine wahren Stärken zu erkennen und dich vorwärts zu bringen. Vielleicht ist es etwas wie: "Ich bin fähig und verdiene Erfolg." Diese neue Überzeugung muss sich für dich gut anfühlen und etwas sein, das du von Herzen glauben kannst.

Stell dir vor, wie anders sich Dinge anfühlen würden, wenn du nun beginnst zu denken: "Ich bin kompetent." Verankere diese neue Überzeugung tief in deinem Bewusstsein und nimm sie überall mit als Begleiter.

Entwickle spezifische **Aktionen**, um die neue Überzeugung zu verstärken. Bringe sie durch Taten ins Spiel! Welche Handlungen kannst du täglich einbauen, um diese neue Überzeugung zu bekräftigen? Vielleicht hilft es, kleine Ziele zu setzen und zu erreichen oder regelmäßig Selbstgespräche zu führen, die deine neue positive Haltung widerspiegeln.

Übe täglich, die neue Überzeugung zu bekräftigen. **Konsistenz** ist der Schlüssel. Wenn du jeden Tag eine kleine Geste machst oder einfach nur denkst: "Ich bin genug," dann beginnst du, es wirklich zu fühlen. Lass diese Gedanken und kognitiven Schritte zu deinem täglichen Begleiter werden.

Zuletzt überwache und notiere **Veränderungen** in deinen Gedanken und Verhaltensweisen im Laufe der Zeit. Führe ein Tagebuch oder Notizbuch über deinen Fortschritt. Das hilft dir nicht nur, deinen Wandel zu verfolgen, sondern auch motiviert zu bleiben. Es ist so lohnend, echte Beweise für den Wandel in deinem Denken und Verhalten zu sehen – so erkennst du wirklich, dass sich alles zum Positiven wendet.

Begleite dich schreibend auf dieser Reise. Halte diese vielen Schritte, Überzeugungen und Taten fest, immer schriftlich und greifbar. Durch schriftliches Visualisieren fängst du an, diese kleine, lichte Umschreibung in dir zu manifestieren.

Zum Schluss

In diesem Kapitel hast du **großartige** Methoden und Techniken kennengelernt, um dich von einschränkenden Glaubenssätzen zu befreien. Diese **Glaubenssätze** stammen oft aus **Familienerfahrungen** und prägen dein Leben auf unbewusste Weise. Mit den **Werkzeugen**, die du gelernt hast, kannst du deine tief verwurzelten Überzeugungen erkennen und ihnen entgegenwirken. Dies hilft dir, ein freieres und erfüllteres Leben zu führen.

In diesem Kapitel hast du gesehen:

- wie man einschränkende Glaubenssätze erkennt, die aus Familienerfahrungen stammen

- was **Glaubenssysteme** sind und wie sie durch Familienerlebnisse geformt werden

- Techniken zur Katalogisierung und Analyse der eigenen Glaubenssätze

- Strategien zur Identifizierung und Bekämpfung negativer **Selbstgespräche**

- Übungstechniken zum Umschreiben und Neuerleben von **Familienschicksalen**

Damit hast du nun das Wissen, um einschränkende Glaubenssätze zu identifizieren und zu ändern. Probier die verschiedenen Techniken aus und finde heraus, welche für dich am besten funktionieren. Mach den ersten Schritt und stärke positive Überzeugungen. Du hast die **Macht**, dein Leben neu zu gestalten. Viel Spaß beim Anwenden und Verändern!

Kapitel 10: Emotionale Resilienz aufbauen

Hast du dich jemals gefragt, warum manche Menschen besser mit **Stress** umgehen können? In diesem Kapitel möchte ich dich auf eine **Reise** mitnehmen, die dich überraschen wird. Du wirst lernen, wie du selbst besser mit **Herausforderungen** klarkommen und emotional stärker werden kannst. Wie klingt das für dich?

Als Autor weiß ich, wie bedeutsam es ist, **Strategien** zu entwickeln und Emotionen zu meistern. Du wirst **Werkzeuge** an die Hand bekommen, die dir helfen, in hektischen Zeiten Ruhe zu bewahren und dich selbst mit Mitgefühl zu betrachten.

Manchmal brauchst du ein starkes Netz von Personen um dich herum. In diesem Kapitel erfährst du, wie du dein eigenes **Unterstützungsnetzwerk** aufbauen und pflegen kannst. Ganz praktisch gibt's auch eine Übung, die dir zeigt, wie du einen **Resilienzplan** erstellst.

Du wirst die **Stärke** in dir entdecken und Methoden finden, die wirklich funktionieren. Bist du bereit für diese Reise zur emotionalen Widerstandsfähigkeit?

Bewältigungsstrategien entwickeln

Emotionale **Auslöser** und der tägliche **Stress** sind für viele von uns ständige Begleiter. Wenn du aus einer Familie mit belastenden emotionalen Erfahrungen kommst, kann das Ganze manchmal noch schwieriger werden. Doch keine Sorge, es gibt gesunde **Bewältigungsmechanismen**, die dir helfen können, in der Hektik Ruhe zu finden.

Eine bewährte Methode ist, tiefes **Atmen** zu üben. Das heißt nicht nur einfach, tief durch die Nase einzuatmen und durch den Mund auszuatmen. Es geht darum, über die Atmung zu einem ruhigen Zustand zu kommen und den Geist zu beruhigen. Stell dir vor, du bist an einem friedlichen Ort – vielleicht am Strand oder in einem beruhigenden Waldstück. Diese Vorstellung zusammen mit tiefem Atmen kann Wunder wirken, um dich zu zentrieren.

Übrigens hilft auch bewusste **Bewegung**, wie Yoga oder ein kleiner Spaziergang, um Stress abzubauen. Bewegung bringt deinen Kreislauf in Schwung und hilft dir dabei, den Kopf frei zu bekommen. Es geht darum, aktiv Wege zu finden, um den Stress abzuschütteln – sei es durch Sport oder durch kreative Tätigkeiten wie Malen oder Musizieren. Mach das, was dir Spaß macht und dich ablenkt.

Doch trotz aller präventiven Maßnahmen können emotionale Wellen dich trotzdem manchmal aus der Bahn werfen. Genau da kommt das Konzept der emotionalen **Regulation** ins Spiel. Aber was genau bedeutet das?

Im Grunde geht es darum, deine Emotionen zu erkennen, zu verstehen und dann auch bewusst zu steuern, statt von ihnen überwältigt zu werden. Du merkst zum Beispiel, dass du wütend wirst. Nächster Schritt: Pause machen. Atmen. Vielleicht hilft es dir, für einen Moment rauszugehen oder etwas zu tun, was dich beruhigt.

Es ist ein bisschen wie einen Muskel zu trainieren – je öfter du das machst, desto leichter wird es. Mit der Zeit wirst du bemerken, dass diese kleinen Pausen große Auswirkungen auf dein **Wohlbefinden** haben können. Manchmal ist es auch hilfreich, dich daran zu erinnern, dass du deine Emotionen nicht bekämpfen musst – es reicht, sie zu akzeptieren und ihnen Raum zu geben. Durch diese Akzeptanz baust du mit der Zeit eine erstaunliche Widerstandsfähigkeit auf.

Angenommen, du hast ein paar der genannten Techniken ausprobiert. Wie wäre es, all diese Strategien in einen "Bewältigungswerkzeugkasten" zu packen? Stell dir das vor wie einen echten Werkzeugkasten, nur eben für dein emotionales Wohlbefinden. Du sammelst verschiedene Tools, die dir helfen können, wenn's brenzlig wird.

Dafür kannst du beispielsweise ein kleines Notizbuch anlegen. Schreib jede Technik auf, die dir hilft – von Atemübungen über einen Lieblingssong bis hin zur Nummer eines Kumpels, den du im Notfall anrufen kannst. Je umfangreicher und persönlicher dieser Kasten ist, desto besser. Das Schöne daran ist, dass er dir immer zur Verfügung steht – du greifst einfach rein und nimmst dir genau das, was du in dem Moment brauchst.

Es geht nicht darum, den perfektesten Kasten zu erstellen, sondern einen, der genau auf dich und deine Bedürfnisse zugeschnitten ist. Vielleicht hast du bis jetzt eher beiläufige Gedanken darüber gehabt, was dir hilft. Aber indem du alles an einem Ort sammelst, hast du nicht nur eine praktische Übersicht, sondern auch eine Art Sicherheitsnetz für künftige Herausforderungen.

Emotionen und Stress gehen Hand in Hand. Aber mit diesen Strategien entdeckst du die innere Stärke, die dir hilft, auch die rauesten Gewässer zu durchqueren. Dein Werkzeugkasten, regulierte Emotionen und die gelernten Methoden bieten dir ganz praktische Unterstützung auf deinem Weg zu mehr Gelassenheit und **Resilienz**. All diese Methoden sind ein Schritt in Richtung eines positiveren und stressfreieren Lebens.

Stärkung der emotionalen Regulierung

Manchmal sind **Emotionen** wie Wellen – hoch und überwältigend. Jeder hat schon diesen Moment erlebt, in dem du dich von Gefühlen überrollt fühlst, oder? Doch das bedeutet nicht, dass du hilflos bist. Du kannst lernen, besser mit intensiven Emotionen umzugehen und darauf zu reagieren. Aber wie? Ein wichtiger Schlüssel liegt darin, dich erneut selbst zu entdecken und neue Wege auszuprobieren.

Die **Fähigkeit**, dich selbst in emotional schwierigen Situationen zu regulieren, kannst du trainieren. Es ist wie ein Muskel, den du stärker machst. Du solltest verschiedene Techniken üben, um dich daran zu gewöhnen, in hitzigen Momenten ruhig zu bleiben. Ein paar Strategien wären zum Beispiel bewusstes Atmen, dich für einen kurzen Moment zurückzuziehen, oder auch die Umgebung bewusst wahrzunehmen, um dich vom intensiven Gefühl abzulenken.

Nun wollen wir der Sache tiefer auf den Grund gehen und verstehen, warum dies so bedeutend ist. Gefühle sind allgegenwärtig und beeinflussen dein tägliches Leben enorm. Je besser du darin bist, deine Emotionen zu regulieren und später zu reflektieren, desto geringer wird deren Macht über dich. So öffnest du den Weg für eine gesündere emotionale Balance und kannst sogar familiäre Traumata besser verarbeiten.

Aber das reicht allein nicht aus. Hast du schon mal vom Begriff „**emotionale Intelligenz**" gehört?

Emotionale Intelligenz spielt eine riesige Rolle, wenn es darum geht, sich von Familientraumata zu heilen. Dieses Konzept beschreibt die Fähigkeit, sowohl die eigenen Emotionen als auch die anderer zu erkennen, zu verstehen und zu beeinflussen. Wenn du in der Lage bist, die Ursprünge deiner Emotionen zu identifizieren, kannst du bewusster darauf reagieren, anstatt impulsiv zu handeln. So werden negative Muster durchbrochen und Platz für positive Entwicklung geschaffen.

Komponenten der emotionalen Intelligenz umfassen **Selbstwahrnehmung**, **Selbstregulierung**, soziale Kompetenz, Empathie und Motivation. Selbstwahrnehmung ermöglicht es dir, deine eigene Gefühlsebene wahrzunehmen und zu beruhigen, statt dich davon völlig vereinnahmen zu lassen. Mit der Selbstregulierung kannst du deine Reaktionen steuern, indem du bewusst alternative Verhaltensmöglichkeiten wählst. Und mit sozialer Kompetenz sowie Empathie pflegst du gesunde Beziehungen zu deinen Mitmenschen – ein weiteres Stück im Puzzle der Heilung von familiären Wunden.

Kommen wir jetzt zum praktischen Teil, einer Methode namens „**Emotionen Surfen**".

Das ist eine Übung, bei der du lernst, intensive emotionale Zustände auszuhalten, anstatt dich von ihnen fortreißen zu lassen. Stell dir vor, deine Emotionen seien Wellen im Meer – einige sind hoch und intensiv, andere sanft und kaum spürbar. Der Trick ist, sie wahrzunehmen und über ihnen „zu surfen", ohne unterzugehen.

Um Emotionen zu surfen, musst du dich zuerst auf das aktuelle Gefühl fokussieren, es akzeptieren und benennen: „Ich fühle mich gerade wütend" oder „Jetzt bin ich echt traurig". Dann atmest du tief durch und beobachtest, wie das Gefühl an Intensität verliert. So lernst du, dass auch intensive Emotionen vergänglich sind und kein dauerhaftes Leiden bringen.

Nun „surfe" bewusst auf der Welle dieses Gefühls, atme ein und aus, und lass es kommen und gehen wie die Welle im Meer. Nimm jede Verästelung des Gefühls wahr – sei es Angst, Wut oder Traurigkeit – ohne hart zu urteilen. Mit der Zeit gewinnst du die Gewissheit, dass auch größte Emotionen wie die Wellen über dir hinwegziehen können, ohne dich hinabzuziehen.

Während du diesen Prozess übst, merkst du, wie du allmählich stärker und emotional widerstandsfähiger wirst. Dieses bewusste Umgehen mit Emotionen gibt dir Macht und Freiheit, auch in schweren Zeiten ruhiger und souveräner zu bleiben.

Und das ist das wahre Geschenk: ein gesundes Maß an emotionaler **Stabilität** und damit die Fähigkeit, familiäre Wunden zu heilen und nach vorn zu blicken – zu einem positiven und lichtvollen Morgen.

Selbstmitgefühl kultivieren

Selbstfeindlichkeit und Selbstzweifel sind oft deine schlimmsten Gegner. Du kritisierst dich selbst bei Fehlern oder Versagen, was zusätzlichen Stress verursacht. **Strategien** zu lernen, um eine freundliche und verständnisvolle Beziehung zu dir selbst zu entwickeln, kann da sehr hilfreich sein. Selbstmitgefühl bedeutet einfach, dich selbst mit der gleichen Güte, Sorge und Verständnis zu behandeln, wie du es bei guten Freunden tun würdest.

Versuch mal, dich so zu behandeln wie jemanden, den du magst. Überleg mal, wie du wohl mit einem Kumpel sprechen würdest, der in einer ähnlichen Situation ist wie du. Wahrscheinlich wärst du viel freundlicher und aufmunternder, oder? Selbstmitgefühl bringt dir bei, genau so mit dir selbst umzugehen. Es ist ein **Prozess**, sich daran zu gewöhnen und alte Gewohnheiten zu brechen, aber mit der Zeit wird es einfacher.

Aber es ist nicht nur nett zu dir selbst zu sein. Selbstmitgefühl hat viele Vorteile für die **emotionale Heilung**. Es hilft dir, Schuldgefühle loszulassen und traurige oder frustrierende Erfahrungen zu akzeptieren, ohne sie zu verdrängen. Indem du diese sanfte, wohlwollende Haltung übst, kannst du Rückschläge besser verkraften.

Selbst eine kleine Änderung der **Denkweise** kann Wunder bewirken. Wenn du in einem schwierigen Moment denkst, „Es ist okay, ich mache das Beste, was ich kann", fühlt sich das doch viel besser an als „Ich bin so blöd, dass ich das nicht hinbekomme". Man könnte sagen, Selbstmitgefühl macht dich immuner gegen den selbstauferlegten Druck und Stress.

Natürlich läuft das nicht immer perfekt. Manchmal brauchst du direkt eine **Technik**, um Selbstfreundlichkeit zu üben. Das bringt uns zur Übung „Selbstmitgefühls-Pause". Vielleicht erlebst du gerade einen stressigen Tag oder ein schwieriges Gespräch. Halt kurz inne, nimm dir einen Moment und versuch bewusst, dir selbst Mitgefühl zu schenken.

Hier sind die Schritte dazu:

• Erkenne deine Gefühle: Spür mal deinen Stress, deine Angst oder deinen Schmerz.

• Akzeptiere diese Gefühle: Sag dir selbst, dass es okay ist, so zu fühlen. Du bist nicht allein damit, viele Menschen fühlen so.

• Sei freundlich zu dir selbst: Denk oder sag dir selbst etwas Tröstendes und Freundliches. „Es ist in Ordnung, so zu fühlen, ich gebe mein Bestes."

Diese kleine Pause kann den Unterschied machen. Nicht nur im Moment, sondern auch langfristig. Es geht darum, **Muster** zu verändern und neue Wege zu finden, dir selbst zu begegnen. Mit der Zeit kann das deine emotionale Resilienz stärken.

In schwierigen Zeiten ist Selbstmitgefühl wie ein Anker. Es gibt dir Halt und lässt dich nicht in einem Strudel negativer Gedanken untergehen. Manchmal mag es zuerst seltsam klingen, aber je öfter du diese Praxis integrierst, desto mehr fühlt es sich an wie eine natürliche Selbstfürsorge.

Den Umgang mit dir selbst liebevoller zu gestalten, beeinflusst alle Lebensbereiche. Geduldiger mit dir selbst zu sein, kann dir dabei helfen, zufriedener und gleichzeitig flexibler im Alltag zu sein. Auch Beziehungen zu anderen Menschen können sich verbessern, da du Mitgefühl auch auf sie ausdehnst.

Das Üben von Selbstmitgefühl erfordert Geduld und Beharrlichkeit. Je mehr du dich darin übst, desto leichter wird es zur **Gewohnheit**. Es ist ein Schlüssel, um emotionale Wunden zu heilen und ein Fundament für ein friedvolleres Leben zu schaffen.

Ein persönliches Unterstützungssystem aufbauen

Lass uns mal über etwas Wichtiges reden: Ein **Netzwerk** unterstützender Beziehungen aufzubauen und zu pflegen. Klar, das klingt nach Arbeit, aber glaub mir, es lohnt sich echt. Diese Beziehungen sind wie dein Rettungsring, wenn's mal stürmisch wird im Leben. Überleg dir zuerst, wer in deinem Leben diese Rolle spielen könnte. Kumpels, Familie, Arbeitskollegen? Egal wer, Hauptsache ihr seid füreinander da.

Jetzt mal **Klartext**: Du kannst nicht immer alles alleine wuppen, und das ist völlig okay. Wir alle brauchen manchmal jemanden zum Quatschen, der einfach zuhört, ohne gleich zu urteilen. Es geht nicht nur um Ratschläge, sondern auch um dieses Gefühl von "Hey, ich bin nicht allein". Und genau das macht dich **emotional** stärker.

Sei für deine Freunde da, und sie werden's dir zurückgeben. Kümmere dich um diese Beziehungen, macht regelmäßig was zusammen, zeig Interesse an ihrem Leben. Das klappt am besten, wenn du echt und authentisch bist. Sei neugierig und mach feste Termine, wie zum Beispiel einmal im Monat zusammen zu essen oder jede Woche anzurufen.

Jetzt zu den sozialen **Puffern** und wie geil die für deine emotionale Widerstandsfähigkeit sind. Was ist so ein sozialer Puffer überhaupt? Stell dir das wie einen Airbag für deine Gefühle vor. Wenn du starke soziale Kontakte hast, kommst du besser mit Stress und Krisen klar, weil du weißt: Du bist nicht allein, und Hilfe ist immer in Reichweite.

Deine sozialen Beziehungen helfen dir auch, dich selbst besser zu checken. Manchmal zeigen sie dir Seiten an dir, die du alleine gar nicht auf dem Schirm hättest - manchmal brauchst du einfach eine Außensicht, um weiterzukommen. Vielleicht merkst du, dass du durch sie wächst - nicht nur im Kopf, sondern auch gefühlsmäßig. Sie pushen dein **Selbstbewusstsein** und geben dir Halt.

Stell dir vor: Du hast einen beschissenen Tag. Wenn du dann zu Freunden oder Familie gehen und sagen kannst "Leute, mir geht's grad echt mies", und sie hören dir einfach zu - das allein kann schon den ganzen Druck rausnehmen. Solche kleinen Dinge können echt Wunder bewirken.

Okay, jetzt zum letzten Punkt - die Technik der **Unterstützungskarte**. Wie kannst du dein Unterstützungsnetzwerk genau identifizieren und stärken? Ganz easy: Schnapp dir 'nen Zettel und 'nen Stift. Mal einen Kreis in die Mitte und schreib deinen Namen rein. Von diesem Kreis aus ziehst du Linien zu anderen Kreisen. Diese stehen für die wichtigsten Menschen in deinem Leben. Freunde, Familie, Nachbarn - alle, die dich irgendwie unterstützen.

Wenn du deine Karte fertig hast, überleg mal, wie stark die **Beziehungen** zu den verschiedenen Leuten sind. Sind sie eng oder eher locker? Wie könntest du die schwächeren Verbindungen vielleicht verbessern? Öfter mal anrufen oder Zeit zusammen verbringen?

Die Unterstützungskarte zeigt dir, wo noch Platz für neue unterstützende Beziehungen ist oder wo du bestehende ausbauen könntest. Es ist wie eine kleine Landkarte deines Netzwerks - die du jederzeit erweitern kannst.

Klar, so ein Netzwerk aufzubauen und zu pflegen braucht Zeit und **Engagement**, aber was du daraus ziehst, ist unbezahlbar. Denn dieses Netzwerk fängt dich auf, stützt und trägt dich - sowohl wenn's mal hart auf hart kommt, als auch im ganz normalen Alltagswahnsinn.

Praktische Übung: Plan zur Stärkung der Resilienz

Um deine **Resilienz** zu stärken, gibt es ein paar Schritte, die du befolgen kannst. Zuerst solltest du deine aktuellen Emotionen bewerten. Ein Selbsttest kann dir dabei helfen. Manchmal merkst du gar nicht, wie **belastbar** du wirklich bist, bis du es schwarz auf weiß siehst. Also schnapp dir ein Selbsteinschätzungstool und schau mal, wo du stehst. Das dauert nicht lange und gibt dir Klarheit über deine Ausgangslage.

Wenn du weißt, wo du stehst, geht's weiter damit, die Bereiche zu identifizieren, die du verbessern kannst. Es gibt immer Luft nach oben. Frag dich: Wo verlierst du oft die Nerven? Welche **Situationen** stressen dich besonders? Das hilft dir, gezielt anzupacken, wo's am nötigsten ist.

Jetzt kommt der spannende Teil: Du wählst drei spezifische **Strategien** zur Stärkung deiner Resilienz aus. Von Meditation über Sport bis hin zu regelmäßigen Pausen – es gibt viele Techniken. Such dir welche aus, die dir zusagen und zu deinem Lifestyle passen. Du könntest zum Beispiel sagen: "Ich mache jeden Morgen Yoga," oder "Ich fange an, Tagebuch zu schreiben, um meine Gefühle rauszulassen." Der Knackpunkt ist, bei diesen Strategien am Ball zu bleiben, denn Konsistenz ist das A und O.

Als Nächstes erstellst du einen **Übungsplan**. Der kann täglich oder wöchentlich sein, je nachdem, was für dich machbarer ist. Ein fester Termin, der schon in deinem Alltag integriert ist, kann dir helfen dranzubleiben. Reservier dir Zeitfenster, um deine gewählten Strategien zu üben. Ein guter Plan fördert Regelmäßigkeit und hilft dir, Fortschritte zu machen.

Um sicherzustellen, dass du wirklich dabei bleibst, richtest du dann Maßnahmen zur **Verantwortlichkeit** ein. Vielleicht hast du einen Kumpel, der mitmacht, oder du machst Notizen in deinem Kalender. Eine sichtbare Verpflichtung kann Wunder wirken. Setz dir Erinnerungen oder schreib in einem Journal auf, wie du dich bei jeder Session gefühlt hast. Manchmal hilft es zu sehen, wie weit du schon gekommen bist.

Weiter geht's damit, deinen **Fortschritt** zu verfolgen und Änderungen in deinen Emotionen zu beobachten. Das sind keine riesigen Sprünge, aber nach und nach wirst du Verbesserungen feststellen. Schreib diese Veränderungen auf – ein Tagebuch kann hier echt nützlich sein. Du wirst merken, wann du besser mit Stress umgehst oder weniger schnell aus der Haut fährst.

Zu guter Letzt passt du deinen Plan nach Bedarf an. Vielleicht merkst du, dass eine gewählte Strategie nicht so effektiv ist wie gedacht. Kein Problem! Ändere deinen Plan, probier was Neues aus oder verbessere, was du schon machst. **Flexibel** zu sein hilft dir, am Ball zu bleiben und wirklich von deinen Übungen zu profitieren.

Durch diese Schritte wirst du dein Resilienz-Bausystem stärken. Es ist ein fortlaufender Prozess, aber jeder kleine Schritt vorwärts macht einen großen Unterschied. Dranbleiben lohnt sich immer!

Zum Schluss

In diesem Kapitel hast du viele **wichtige** Dinge gelernt. Es hat dir gezeigt, wie du besser mit deinen **Emotionen** umgehen und diese regulieren kannst, um dein **Wohlbefinden** zu steigern.

Du hast gesehen, welche Coping-**Strategien** hilfreich sind, um **Stress** und emotionale Auslöser zu bewältigen. Außerdem hast du verstanden, warum emotionale Regulierung wichtig ist und welche Rolle sie bei der **Resilienzbildung** spielt.

Das "Coping Toolkit" wurde dir vorgestellt, und du weißt jetzt, wie du damit deinen individuellen Stressbewältigungsplan erstellst. Du hast gelernt, wie du deine Fähigkeit, auf intensive Emotionen zu reagieren, verbessern kannst. Zudem hast du erfahren, wie man sich selbst mit **Mitgefühl** begegnet und warum das für die emotionale Heilung so wertvoll ist.

Dieses Kapitel hat dir viele wertvolle Techniken und **Werkzeuge** an die Hand gegeben, um resilienter und emotional stärker zu werden. Probier aus, was du gelernt hast, und bau diese Strategien in deinen Alltag ein. Nur so wirst du merken, wie effektiv sie sind und wie sie dir helfen können. Bleib am Ball und sei geduldig mit dir selbst. Du schaffst das!

Kapitel 11: Rückgewinnung deiner persönlichen Kraft

Hast du dich jemals gefragt, warum manche Leute immer **stark** und selbstsicher wirken, egal was passiert? Ich habe da eine **Geschichte**, die dich interessieren könnte. Stell dir vor, du könntest diese unerschütterliche innere **Stärke** auch für dich entdecken. In diesem Kapitel wirst du herausfinden, wie deine alltäglichen **Entscheidungen** nicht nur einfacher, sondern auch selbstbestimmter werden können.

Hier geht's nicht um komplizierte Theorien oder lange Vorträge. Nein, es ist viel **praktischer** - einfache Techniken, die dich direkt weiterbringen. Als jemand, der neugierig ist und bereit, einen Schritt weiterzugehen, wirst du erstaunt sein, wie diese **Übungen** und Gedankenexperimente dir helfen, dein **Selbstvertrauen** zu stärken und mehr Gestaltungsfreiheit in deinem Leben zu gewinnen. Bist du bereit, diese Seite an dir zu erwecken? Dann lass uns loslegen!

Durchsetzungstraining für Trauma-Überlebende

Einen klaren **Standpunkt** zu vertreten, ist nicht immer leicht, besonders wenn du traumatische Erfahrungen hinter dir hast. Aber keine Sorge, du kannst lernen, wie du deine **Bedürfnisse** und

Grenzen deutlich und respektvoll kommunizieren kannst. Dafür gibt es Techniken, die gar nicht so schwer sind, wie sie auf den ersten Blick erscheinen. Ein guter Anfang ist, einfach häufiger "Nein" zu sagen.

Stell dir das vor: Du kommst nach einem langen Arbeitstag nach Hause und möchtest nichts lieber als die Füße hochzulegen, doch dann ruft ein Kumpel an und braucht deine Hilfe. Es fällt dir schwer, abzulehnen, weil du Angst hast, andere zu enttäuschen. Das kennen wir alle. Doch es ist wichtig, auf dich selbst zu hören und deine eigenen Bedürfnisse ernst zu nehmen. Du darfst "Nein" sagen. Ja genau, du darfst!

Wenn du "Nein" sagst, musst du gar keine langen **Erklärungen** liefern. Ein einfaches "Nein, das geht heute nicht" reicht oft völlig aus. Genauigkeit ist weniger wichtig als die Entschlossenheit in deiner Stimme. Natürlich erfordert es Übung. Je öfter du es machst, desto leichter wird es dir fallen.

Und jetzt weiter zur selbstbewussten **Kommunikation**. Hast du schon mal davon gehört? Nun, es geht darum, offen und ehrlich zu sagen, was du brauchst und was du fühlst. So kannst du Missverständnisse vermeiden und dafür sorgen, dass du so behandelt wirst, wie du es dir wünschst. Das funktioniert besonders gut im Umgang mit Personen, die dir wichtig sind.

Stell dir vor, dass du **Verantwortung** übernimmst und gleichzeitig anderen den Respekt zeigst, den du selbst erhalten möchtest. Mit einer klaren Ausdrucksweise lädst du dein Gegenüber dazu ein, dich ernst zu nehmen, ohne dabei aggressiv zu wirken. Es ist diese Balance zwischen Durchsetzungskraft und Empathie, die den Unterschied macht.

Kommen wir zu einem wichtigen Thema: die Ich-Botschaft. Sicher hast du davon gehört. Sie ist das A und O der selbstbewussten Kommunikation. Das funktioniert so: Anstelle von Vorwürfen formulierst du deine Aussagen aus deiner Sicht. Statt zu sagen "Du machst mich immer wütend", sagst du lieber "Ich fühle mich wütend, wenn dies oder das passiert."

Klingt das einfach? Eigentlich ist es das auch. Die Formel ist denkbar simpel: "Wenn [Situation], dann fühle ich mich [Gefühl], weil [Grund] und ich wünsche mir [lösungsorientierte Handlung]." Ein Beispiel wäre: "Wenn du ständig zu spät kommst, dann fühle ich mich nicht respektiert, weil ich pünktlich bin, und ich wünsche mir, dass wir die Zeiten einhalten."

Ein bisschen Übung schadet nicht, damit es dir nicht mehr schwer fällt. Fang langsam an und schau, wie sich die Dinge entwickeln. Die Ich-Botschaft hilft dir, nicht nur Ruhe zu bewahren, sondern auch, dass der andere besser nachvollziehen kann, was du meinst und fühlst. Pass auf: Es geht darum, die **Kontrolle** zu behalten, aber gleichzeitig fair und respektvoll zu bleiben. Niemand ist perfekt, aber jeder kann an dieser Technik feilen und besser werden.

Ich hoffe, du wirst diese Techniken ausprobieren. Es zahlt sich wirklich aus, die eigenen Bedürfnisse klar auszudrücken und fair zu kommunizieren. Stück für Stück kannst du damit dein persönliches **Power** zurückgewinnen. Bleib immer dran und arbeite weiter daran. Du wirst sehen, es lohnt sich.

Und voilà – du bist auf einem tollen Weg, deine eigene **Zukunft** zu gestalten, ohne den Ballast der Vergangenheit mitzutragen.

Überwindung von Gefallsucht

Manchmal wirst du merken, dass du dich ständig daran anpasst, was andere von dir wollen. Es ist fast, als würdest du den **Abgleichknopf** ständig drücken. Manchmal sogar bevor du weißt, was du selbst willst. Diesen Drang, immerzu gefallen zu wollen, kann man als Muster der übermäßigen **Anpassung** erkennen. Es fängt klein an – du sagst "ja", obwohl du innerlich "nein" schreien möchtest. Du stellst plötzlich fest, dass du Zeit, Energie und sogar dein eigenes **Glück** opferst.

Erkenne diese Muster. Schaffe **Bewusstsein**. Achte darauf, wie oft du dich an andere anpasst und frage dich, warum. Schreib es auf – führe Tagebuch, um die Häufigkeiten und Situationen festzuhalten. Mach eine Liste der Momente, in denen du dich übermäßig anpasst und was diese in dir ausgelöst haben. Jetzt hast du einen Ausgangspunkt. Um diese Muster zu ändern, musst du das Warum verstehen. Bist du nicht genug ohne diese ständige Zustimmung? Lass uns das Warum ein bisschen tiefer ergründen...

Der Grund für solche Angepasstheit kann tief in dir liegen — oft in deiner **Kindheit** verborgen. Statt "unabhängig" werfen wir den Begriff der "**Co-Abhängigkeit**" in den Raum. Das Konzept der Co-Abhängigkeit hat häufig seinen Ursprung in Familientraumata. Hier wird ein großes Problem zu einem recht komplexen Verhalten. Co-Abhängigkeit bedeutet, dass du dein Selbstbewusstsein und Wert durch die Besänftigung anderer definierst. Du brichst die Persönlichkeit ab, die nur in der Zustimmung anderer existiert statt in echter Selbsterkenntnis. Vielleicht kommt es dir bekannt vor: Man bewertet deine Erfolge nach den Launen deiner Eltern oder du suchst unentwegt nach Lob, das vielleicht nie kommt.

Zwischen den Erwartungen und deiner inneren Welt entsteht eine Schlacht. Ergründe deine familiären Muster und frage dich, ob du dir erst leisten konntest, der Mensch zu sein, der du bist, oder ob du immer anderen gefallen musstest. Wenn du der Meinung bist, in co-abhängigen Beziehungen gefangen zu sein, kannst du damit anfangen, daran zu arbeiten. Beobachte dich, in welchen Situationen deine **Grenzen** verschwimmen. Das Verständnis deiner Verletzlichkeiten wird dir helfen zu erkennen, ob du zur Co-Abhängigkeit neigst und warum du so etwas machst.

Hier geht's nun ins Detail mit dem "Gefallsucht-Inventar". Dabei geht es darum, wie du diese gefälligen Bemühungen konkret erkennst und ansprichst. Schreib es dir auf einen Zettel: Wo tust du

Dinge nur, um anderen zu gefallen? Fang klein an und zensiere dich nicht. Folgende Fragen können dir helfen:

- Wann hast du das letzte Mal "ja" gesagt, obwohl du wirklich "nein" gemeint hast?
- Welche deiner persönlichen Bedürfnisse hast du oft zugunsten anderer zurückgestellt?
- Hast du Angst vor Ablehnung, wenn du deinen wahren Willen ausdrückst?

Antworte ehrlich auf diese Fragen. Mit diesem kleinen Katalog wird das Muster langsam, aber sicher sichtbar. Das Inventar hilft dir, indem du diese Praktiken erkennst und verstehst, bei denen du immer einen Kontrollverlust für dich selbst wahrnehmen kannst. Je öfter du hinterfragst, was hinter den Verhaltensweisen steht, desto klarer wird es. Es ist, als ob du einen Scheinwerfer dahin richtest, wo bisher nur dunkle Schatten waren.

Du findest darin die **Freiheit** zu erkennen, zu ändern und am Ende – deinen eigenen Wert und innere Balance zu finden. Es ist ein langsamer Prozess, Schritt für Schritt mit vielen kleinen Erfolgen...

Selbstvertrauen und Zuversicht entwickeln

Um dein **Selbstvertrauen** zu stärken, ist es wichtig, an die Basis zu denken. Entwickle Strategien, die dir helfen, interne Bestätigung und Selbstständigkeit aufzubauen. Der Schlüssel liegt darin, dass du dein inneres Vertrauen vergrößerst, anstatt immer nur die Meinungen von anderen zu suchen.

Fang an, kleine **Erfolge** zu feiern. Jeder Schritt, den du machst, ist bedeutend. Schreib die Dinge auf, die du gut machst, egal wie klein sie erscheinen. Ein Dankbarkeitstagebuch kann hier Wunder bewirken. Auch Selbstgespräche können hilfreich sein. Rede mit dir selbst so, wie du es mit einem guten Kumpel tun würdest – liebevoll und bestärkend.

Es ist auch entscheidend, dass du deine eigenen **Entscheidungen** triffst. Du kannst nicht lernen, dir zu vertrauen, wenn du ständig andere fragst, was du tun sollst. Klar, es ist okay, um Rat zu fragen, aber am Ende des Tages solltest du selbst entscheiden. Probier's aus – triff jeden Tag eine kleine Entscheidung alleine. Bald werden größere Entscheidungen auch leichter fallen.

Nun kommen wir zur Frage der **Selbstwirksamkeit**. Selbstwirksamkeit ist das Vertrauen in deine Fähigkeit, spezifische Aufgaben zu meistern. Es bedeutet zu wissen, dass du Dinge bewältigen und beeinflussen kannst, egal wie schwierig sie erscheinen. Ein hoher Grad an Selbstwirksamkeit befähigt dich dazu, mutig neue Herausforderungen anzugehen.

Um deine Selbstwirksamkeit zu stärken, ist es hilfreich, vorherige **Erfolge** zu reflektieren. Denk an eine Zeit, als du etwas gemeistert hast, das zunächst unmöglich schien. Welche Schritte hast du damals unternommen? Genau diese Schritte kannst du wieder anwenden. Visualisiere deinen Erfolg, stell dir den Prozess und das Ergebnis vor. Dies fördert ein Gefühl der Kontrolle und Bereitschaft, Neues auszuprobieren.

Eine andere Technik ist, die Aufgaben in kleinere, handhabbare Schritte zu zerlegen. Wenn du einen riesigen Berg von Arbeit vor dir hast, könnte es überwältigend erscheinen. Aber wenn du es schrittweise angehst, fühlt es sich machbarer an und scheint greifbarer zu sein.

Wenn du dir deiner Selbstwirksamkeit bewusster bist, kommst du automatisch zu mehr Selbstvertrauen. Das bringt uns nahtlos zu einer Übung, die helfen kann: die „Selbstvertrauen-Aufbau" **Visualisierung**.

Setz dich an einen ruhigen Ort, schließ die Augen und atme tief durch. Stell dir eine Situation vor, in der du sehr selbstbewusst gehandelt hast. Ideal wäre eine Erinnerung; ansonsten eine fiktive Situation. Hol dir die Details in deinen Kopf – was trägst du, wie fühlst du dich, was sagen andere über dich? Visualisiere, wie du mit dem größten Selbstvertrauen und voller **Energie** agierst.

Lass dieses Gefühl in dich einsickern, spüre die Zuversicht in deinem ganzen Körper. Mach dies regelmäßig und es wird leichter, dieses Selbstvertrauen im echten Leben zu mobilisieren.

Also, die internen Erfolge erkennen, auch kleine, dann den Fokus auf die Selbstwirksamkeit – das Wissen, dass du schwierige Aufgaben bewältigen kannst. Dies fördert dein Selbstvertrauen und gibt dir die Kraft, deine persönliche **Macht** zurückzuerobern.

Mit ein bisschen Übung und Geduld baust du ein inneres Fundament, das nicht leicht erschüttert werden kann. Bleib dran und vertraue dem Prozess - du wirst überrascht sein, welche Türen sich öffnen.

Selbstbestimmte Lebensentscheidungen treffen

Manchmal fühlst du dich vielleicht, als würdest du **Entscheidungen** treffen, die nicht wirklich deine eigenen sind. Vielleicht spürst du Druck von der Familie, Erwartungen oder gesellschaftliche Normen, die deine Wahl beeinflussen. Es kann echt belastend sein, wenn die Entscheidungen, die dein Leben formen, nicht im Einklang mit deinem wahren Selbst oder deinen **Werten** stehen. Es ist wichtig, dir selbst zu erlauben, Entscheidungen zu treffen, die wirklich deinem innersten Kern entsprechen.

Wenn du lernst, Entscheidungen zu treffen, die mit deinem wahren Selbst und deinen Werten übereinstimmen, befreist du dich von den belastenden Familienmustern, die dich zurückgehalten haben. Es geht darum, den **Mut** zu haben, deine eigenen Wünsche und Bedürfnisse zu erkennen und ihnen die Wichtigkeit zu geben, die sie verdienen. Plötzlich fühlt sich das Leben authentischer und erfüllender an. Deine individuellen Werte sollten die Leitlinie sein - ob es nun Ehrlichkeit, Freiheit, Kreativität oder Liebe ist. Wenn du Entscheidungen triffst, die diesen Grundsätzen entsprechen, wird jedes Ja oder Nein bedeutungsvoller.

Aber was ist "persönliche **Handlungsfähigkeit**" und warum ist sie wichtig? Persönliche Handlungsfähigkeit bedeutet, dass du die Kontrolle über dein eigenes Leben hast. Du bist nicht mehr nur Passagier in deinem Leben, sondern der Fahrer. Du fährst nicht nur mit, du entscheidest, wohin die Reise gehen soll. Es ist die Fähigkeit, deine eigenen Entscheidungen zu treffen und danach zu handeln, anstatt dich von alten Familienmustern lenken zu lassen. Dies ist wesentlich, um diese bewussten Erlaubnisse und Freiheiten zu schaffen und umzusetzen - besonders, wenn du immer das Gefühl hattest, nicht integriert worden zu sein.

Der erste Schritt zur persönlichen Handlungsfähigkeit besteht darin, dir bewusst zu machen, welche **Familienmuster** und Erwartungen dich beeinflussen. Welche Stimmen hörst du in deinem Kopf, wenn du eine Entscheidung triffst? Wenn du diese Muster erkennst, kannst du anfangen, sie zu hinterfragen und gegebenenfalls zu überwinden. Frag dich selbst einfach mal: Wolltest du wirklich dieses Leben führen, oder hast du es jemand anderem zuliebe gemacht?

Vielleicht fragst du dich jetzt, wie du Entscheidungen auf eine selbstbestimmte Weise evaluieren kannst. Hier kommt die Technik der "**Entscheidungs-Matrix**" ins Spiel. Die Entscheidungs-Matrix hilft dir dabei, das Gedankenchaos zu ordnen – vor allem dann, wenn du die Tendenz hast, hin- und hergerissen zu sein. Stell dir eine Tabelle vor, in der du verschiedene Optionen in die eine Spalte und deren Konsequenzen sowie wie sie sich mit deinen Werten decken in andere Spalten auflistest.

- Option A: hier die Vor- und Nachteile.

- Option B: auf derselben Liste schreiben.

- Füge ein Bewertungskriterium hinzu, wie z.B.: „Dient diese Option meinen Werten?"

Mit der Entscheidungs-Matrix hast du ein visuelles Hilfsmittel, das dir hilft, Optionen abzuwägen und **Entscheidungen** bewusst und abgestimmt mit deinem wahren Selbst zu treffen. Es entwirrt das wirre Gedankenknäuel und sorgt für Klarheit.

Zu wissen, dass du die **Wahl** hast, stärkt das Gefühl der Kontrolle über dein Leben immens. Das Gefühl der Befreiung wird zunehmend größer, je mehr selbstbestimmte Entscheidungen du triffst. Dies hilft dir, dich schrittweise von den schwerfälligen Geistern der Vergangenheits-Vorstellungen deiner Familie zu lösen und ein selbstentworfenes, freies Leben voller Bedeutung zu schaffen.

Überlege einfach: Was will ich wirklich, und wofür stehe ich ein? Solche einfach klingende Fragen können bei aufrichtiger Beantwortung bedeutungsvolle Änderungen und bedeutungsvolle Klarheit bringen.

Praktische Übung: Persönliche Ermächtigungserklärung

Fang mit dem ersten Schritt an: Denk über deine **Kernwerte** und authentischen Wünsche nach. Weißt du eigentlich, was dir wirklich wichtig ist? Ohne diesen Anfang ist es schwer vorstellbar, wirklich voranzukommen. Frag dich selbst: Was **motiviert** dich? Diese Fragen helfen dir herauszufinden, was du im Leben wirklich willst. Mach dir bewusst, was dich morgens aus dem Bett treibt und dir ein Lächeln ins Gesicht zaubert.

Nachdem du Klarheit über deine Werte hast, geht's weiter: Identifiziere Bereiche in deinem Leben, in denen du **Macht** zurückgewinnen möchtest. Überleg, wo du das Gefühl hast, Kontrolle verloren oder abgegeben zu haben. Das können verschiedene Aspekte deines Lebens sein – beruflich, persönlich oder zwischenmenschlich. Vielleicht gibt's Situationen oder Beziehungen, in denen du dich oft machtlos fühlst. Erkenne diese Momente genau.

Jetzt kommt der nächste Schritt: Schreib eine **Erklärung**, die dein Engagement für persönliche Ermächtigung zusammenfasst. Das ist echt kraftvoll. Schnapp dir 'nen Stift und Papier und formulier 'ne Aussage, die deine Entschlossenheit, Macht zurückzugewinnen, ausdrückt. Sowas wie "Ich entscheide mich bewusst dafür, meine Bedürfnisse und Wünsche zu priorisieren" könnte ein Anfang sein. Sei dabei ehrlich und mutig, denn diese Erklärung ist nur für dich.

Weiter geht's: Erstell 'ne Liste mit konkreten **Aktionen**, die deine Ermächtigungserklärung unterstützen. Jetzt wird's praktisch. Diese Liste sollte kleine, machbare Schritte enthalten, die du im Alltag umsetzen kannst, um deine Erklärung zu leben. Vielleicht bedeutet das, jeden Morgen Zeit für dich zu nehmen, unangenehme Gespräche zu führen oder bestimmte Projekte bei der Arbeit anzustoßen. Je klarer und spezifischer, desto besser.

Der nächste Schritt: Teil deine Erklärung mit einem vertrauenswürdigen **Freund** oder Unterstützer. Klingt vielleicht erstmal komisch, aber es hilft echt, jemanden an deiner Seite zu haben. Such dir jemanden, dem du vertraust und dem du deine Erklärung zeigen kannst. Diese Person kann dich ermutigen und dran erinnern, falls du in alte Muster zurückfällst.

Jetzt platzier deine Erklärung gut sichtbar als tägliche **Erinnerung**. Kleb sie an den Badezimmerspiegel, deinen Kühlschrank oder speicher sie als Handy-Hintergrund. Stell sicher, dass du täglich dran erinnert wirst. Sichtbare Erinnerungen können Wunder bewirken, um deine Entschlossenheit zu stärken.

Zum Schluss: Überprüf und überarbeite deine Erklärung regelmäßig, während du **wächst** und dich weiterentwickelst. Was heute für dich relevant ist, kann sich im Laufe der Zeit ändern. Sei flexibel und pass deine Erklärung immer wieder an, damit sie zu deinem persönlichen Wachstum passt.

Das sind die Schritte, um deine persönliche Ermächtigungserklärung zu erstellen. Jeder baut auf dem vorherigen auf und hilft dir, Klarheit, Fokus und Entschlossenheit zu gewinnen. Nimm dir die Zeit für jeden davon und schau, wie es dein Leben verändert.

Zum Schluss

In diesem Kapitel hast du tiefgehende **Techniken** und Konzepte zur **Ermächtigung** kennengelernt. Du hast Strategien erarbeitet, um deine **Bedürfnisse** klar und respektvoll auszudrücken, Menschen-zu-gefallen-Tendenzen zu überwinden und deine **Selbstsicherheit** zu stärken. Dieses Wissen hilft dir, dein persönliches **Potenzial** zu entfalten und durch bewusstes Handeln dein Leben zu verbessern.

Du hast in diesem Kapitel gesehen:

• wie du Techniken zur klaren und respektvollen Ausdrucksweise lernst.

• was "durchsetzungsfähige **Kommunikation**" bedeutet und wie sie bei der Heilung von Familientraumata hilft.

• wie du die "Ich-Botschaft"-Formel für klare Gedanken- und Gefühlsaussagen verwendest.

• wie du erkennst, wann du zu sehr anderen nachgibst und dies ändern kannst.

- wie wichtig **"Selbstwirksamkeit"** für die persönliche Ermächtigung ist.

Nun liegt es an dir! Nutze das Wissen aus diesem Kapitel, um selbstbewusster und authentischer zu werden. Arbeite an deinen Kommunikationsfähigkeiten und lerne, gesunde Entscheidungen für dich selbst zu treffen. Du hast die Fähigkeit, ein erfülltes **Leben** zu führen und deine **Zukunft** positiv zu gestalten!

Kapitel 12: Umgang mit Trennung und Beziehungsmustern

Stell dir vor, du kannst die geheimen **Schalter** finden, die dein **Beziehungsverhalten** steuern. In diesem Kapitel tauchen wir tief in dieses Thema ein. Hast du jemals darüber nachgedacht, warum manche Beziehungen sich so schwierig anfühlen? Ich hab's auch erlebt und möchte diese **Schlüsselerfahrungen** mit dir teilen. Wir schauen uns an, wie frühe **Trennungen** eine größere Rolle in deinem Leben spielen, als du vielleicht ahnst.

Durch das Erkennen und Analysieren deiner **Sprachgewohnheiten** in Beziehungen kannst du einiges ändern. Du wirst verstehen, wie diese Dinge zusammenhängen und wie du deine **Verletzungen** heilen kannst. Am Ende dieses Kapitels haben wir ein praktisches **Werkzeug** für dich parat. Lass uns diese Muster entwirren und so Veränderung ermöglichen.

Bist du bereit, in deinem Leben etwas zu verändern? Du wirst überrascht sein, wie viel **Einfluss** du darauf hast. Gemeinsam werden wir die versteckten Mechanismen deiner Beziehungsmuster aufdecken und dir zeigen, wie du sie zu deinem Vorteil nutzen kannst. Es wird spannend, also schnall dich an und lass uns loslegen!

Auswirkungen früher Trennung verstehen

Du fragst dich vielleicht, wie frühe Trennungen von Bezugspersonen deine erwachsenen **Beziehungen** beeinflussen können. Stell dir vor, du hattest als Kind eine eng gebundene Bezugsperson, die plötzlich wegfällt. Das kann ziemlich an die Substanz gehen, oder? Es gibt oft dieses Gefühl des Verlassenseins, das dann in allen möglichen Beziehungen wieder auftaucht.

Es beginnt oft schon in der **Kindheit**. Ein Kind, das früh eine Trennung vom Elternteil erlebt – sei es durch Scheidung oder andere Gründe – spiegelt später oft Verhaltensmuster wider, die aus unsicheren Bindungen resultieren. Kann sein, du ziehst dich stark in Konflikten zurück oder du klammerst dich an deinen Partner, aus Angst vor erneutem Verlust. Dies alles kommt nicht von ungefähr. Es sind **Schutzmechanismen**, die sich eingeschlichen haben, um das innere Kind zu schützen.

Du hast sicher schon von der **Bindungstheorie** gehört, oder? Sie ist immens wichtig, um Familientraumata zu heilen. Hinter dieser Theorie steckt die Idee, dass die Art und Weise, wie du als Kind Liebe und Fürsorge erfahren hast, bedeutend für deine späteren Beziehungen ist. Das Konzept besagt im Wesentlichen: Sichere Bindungen bedeuten, dass du als Erwachsener gesündere Beziehungen führst. Unsichere Bindungen hingegen – also wenn diese früher unterbrochen wurden oder chaotisch waren – manifestieren sich oft in Beziehungsängsten, mangelndem Vertrauen oder intensivem Bedürfnis nach Nähe.

Du merkst schon, das Verstehen dieser Theorie ist fast wie der **Schlüssel**, mit dem du den Ausgang aus dem emotionalen Labyrinth finden kannst. Ich sage nicht, dass alles sofort klar wird, aber es ist wie ein Ping-Licht, das auf einmal angeht. Du musst die Uhr ein wenig zurückdrehen und die Details aus deiner Kindheit genauer betrachten.

Mit diesem Wissen im Gepäck ist es Zeit, über die "Trennungs-Auswirkungs"-Bewertung nachzudenken. Dabei geht es konkret darum, herauszufinden, wie deine frühen Erlebnisse aktuelle Beziehungen beeinflussen. Ziemlich spannend, oder?

Erstell mal eine Notiz für dich selbst. Schreib dir auf, wann du das erste Mal eine **Trennung** erlebt hast. War ein Elternteil lange weg? Oder hast du vielleicht einen engen Freund verloren, als du noch ein Kind warst? Dann schau, ob es Muster in deinem Verhalten gibt, die sich immer wiederholen. Vielleicht merkst du, dass du in Streitigkeiten schnell aufgibst oder überreagierst, wenn du Angriffe wahrnimmst.

Solche Muster gezielt durchzugehen – das ist unglaublich wertvoll. Es nimmt dir diese Macht der **Vergangenheit** und legt sie wieder in deine Hände. Du bist es, der das Muster durchbrechen kann und nicht weiter stumpf darauf reagiert. Wenn du das alles aufschreibst, erstellst du quasi ein Profil deiner Trennungsbedürftigkeit.

Es mag nicht immer angenehm sein, alte Wunden aufzureißen. Aber das ist ein entscheidender Schritt, um **Heilung** zu erfahren. Je bewusster du dir über diese „Trigger" wirst, desto eher kannst du in zukünftigen Beziehungen agieren, anstatt nur zu reagieren.

Also, worauf wartest du noch? Fang am besten direkt an. Schreib auf, analysiere, vergib dir selbst – und mach dich auf den Weg zu gesünderen Beziehungen.

Beziehungskernsprache erkennen

Hast du dich jemals gefragt, warum sich gewisse **Themen** und Muster in deinen romantischen **Beziehungen** immer wiederholen? Obwohl du vielleicht mit verschiedenen Menschen zusammen warst, scheinen die gleichen **Konflikte** aufzutauchen. Das liegt daran, dass wir oft unbewusst bestimmte Muster aus unserer

Vergangenheit in neue Beziehungen mitnehmen. Es ist wichtig, diese wiederkehrenden Themen zu erkennen, um sie besser zu verstehen und letztendlich hinter dir zu lassen.

Wie erkennst du diese Muster? Hör genau hin, welche Sätze du und dein Partner in Konfliktsituationen wiederholt sagt. Zum Beispiel könnte sich die Beschwerde "Du hörst mir nie zu" immer wiederholen. Das ist ein Hinweis auf dein tief verwurzeltes **Bedürfnis** nach Aufmerksamkeit und Gehörtwerden. Es lohnt sich, diese Auslöser zu erforschen.

Der "**Wiederholungszwang**" ist ein interessantes Konzept, das direkt damit zusammenhängt. Dieses unbewusste Verhalten führt dazu, dass du ähnliche Situationen und Menschen suchst, die alte Wunden und Traumata widerspiegeln. Du versuchst unbewusst, diese alten Szenarien zu "reparieren". Doch anstatt Heilung zu finden, landest du oft in einem Teufelskreis leidvoller Erfahrungen.

So erkennst du: Du wählst deine **Beziehungspartner** nicht zufällig. Dies geschieht durch tiefere, meist unbewusste Motivationen, die dein Verhalten steuern. Wenn du dir dieser Motivationen bewusst wirst, bringt das enorme Erkenntnisse. Du kannst endlich alte Muster durchbrechen.

Kommen wir zu einer praktischen Übung: "Beziehungsmuster" visualisieren. Diese einfache, aber effektive Übung hilft dir, wiederkehrende Dynamiken zu erkennen und zu verstehen. Nimm dir etwas Zeit und schreib auf, welche Beziehungsmuster dir in den Sinn kommen.

• Denke an vergangene Beziehungen und notiere jeweils die zwei oder drei häufigsten Konfliktpunkte.

• Schreibe auf, welche **Emotionen** dabei immer wieder hochkamen.

• Überlege, wie diese Gefühle mit deiner Kindheit oder früheren Erfahrungen zusammenhängen könnten.

- Zeichne ein Diagramm, das die Konfliktpunkte und Emotionen darstellt. Markiere verbindende Linien zwischen Beziehungen und gleichen Mustern.

Durch diese Visualisierung siehst du klarer, welche Muster sich durchziehen. Diese Klarheit ist der Schlüssel zum bewussteren Umgang und zur Veränderung.

Nun, nichts passiert über Nacht. Es ist realistisch, Schritt für Schritt an solchen Themen zu arbeiten. Bei jedem Schritt gewinnst du an Verständnis und Freiheit. Stell dir vor, jedes Muster ist ein Knoten, den es zu lösen gilt. Mit Geduld und **Achtsamkeit** wird jeder Knoten gelöst.

Damit hast du eine Handhabung zum Erkennen und Visualisieren wiederkehrender Beziehungsmuster. Als Nächstes könntest du beginnen, Muster aus früheren Beziehungen sanft loszulassen und so Platz für gesunde Verbindungen zu schaffen.

Auf diese Weise wirst du anfangen, Beziehungen bewusster zu wählen und diejenigen zu vermeiden, die alte Wunden erneut aufreißen. So schaffst du den Weg für Verbindungen, die von Liebe, Verständnis und gegenseitigem Respekt getragen sind.

Heilung von Bindungsverletzungen

Unsichere Bindungsstile fühlen sich oft wie ein schwerer **Rucksack** an, den du auf der Reise durch das Leben mit dir rumschleppst. Kennst du das Gefühl? Es ist, als ob **Beziehungen** immer wieder an denselben Stolpersteinen scheitern. Keine Sorge, es gibt Wege, das zu ändern.

Eine Strategie, um unsichere Bindungsstile anzugehen, ist die **Selbstreflexion**. Du musst dir klar darüber werden, wie dein eigener Bindungsstil aussieht und woher er kommt. Vielleicht hast du als Kind nicht das sichere Gefühl von Geborgenheit erfahren, das du gebraucht hättest. Das zu erkennen, ist der erste Schritt. Mach dir keine Sorgen, das Beste daran ist, sobald du siehst, womit du es zu tun hast, kannst du daran arbeiten. Übungen wie Journaling helfen, dieses Verständnis zu vertiefen. Sich selbst besser verstehen – das ist der Schlüssel.

Nächster Schritt: Stärkende Beziehungen aufbauen. Manchmal halten dich die gleichen alten Beziehungsmuster gefangen. Es ist Zeit, diese zu durchbrechen. Such dir Leute, die dir Halt und Sicherheit geben. Menschen, die verlässlich sind, denen du vertrauen kannst. Du wirst sehen, wie dein **Vertrauen** wächst und wie du stückweise diesen schweren Rucksack leichter machst.

Wie du diese stützenden Beziehungen kultivieren kannst? Geh kleine Schritte. Lern, ganz bewusst und ohne Vorurteile zuzuhören. **Kommunikationsfähigkeiten** auszubauen ist goldwert. Merk dir: Sichere Beziehungen sind keine Einbahnstraßen. Gegenseitiges Geben und Nehmen ist das Rezept.

So, es gibt da etwas, das man „erworbene sichere Bindung" nennt. Klingt technisch, ist aber letztlich einfach. Du kannst lernen, sicher gebunden zu sein, auch wenn du es vielleicht nicht von Anfang an warst. Stell dir das vor! Das beginnt damit, dir selbst die **Sicherheit** zu geben, die du früher vielleicht nicht bekommen hast. Denk daran, es geht darum, neue Verbindungen im Gehirn zu schaffen. Praktische Übungen wie das Führen eines Notizbuchs, in dem du positive Erlebnisse mit anderen festhältst, helfen dir, diese neuen Verbindungen zu stützen. Vertrauensvolle Momente einfangen und sie wertschätzen.

Nun geht es darum, ein sicheres inneres Gefühl in Beziehungen zu schaffen. Hier hilft die „Sichere Basis"-**Visualisierung**. Einfach gesagt, sollst du einen mentalen Zufluchtsort bauen. Setz dich mal hin, schließ die Augen und denk an einen Ort, an dem du dich absolut sicher fühlst. Vielleicht ist das dein Lieblingsplatz im Park oder ein Strand, den du liebst. Stell dir nun vor, du sitzt dort und eine wohlwollende Person ist bei dir – jemand, der dir Mut und Zuversicht gibt. Atme langsam und halte diese Bilder fest.

Diese Visualisierung schafft ein inneres Gefühl von Sicherheit. Du wirst **lebensfroher** und stabiler in deinen Beziehungen. Auch gegen äußeren Stress scheinst du besser gewappnet. Hast du es mal ausprobiert? Wenn nicht, nimm dir ruhig ein paar Minuten am Tag dafür. Kleine Investitionen, große Wirkung.

Also mutig voran. Geh kleine Schritte. Lerne bewusst zuzuhören und dich auf positive Erlebnisse zu konzentrieren. Mit diesen Techniken hast du starke **Werkzeuge** zur Hand, um unsichere Bindungsmuster zu durchbrechen und eine sichere Bindung zu entwickeln. All das führt dich zu einem erfüllteren, glücklicheren Leben.

Gesunde Beziehungsmuster schaffen

Einen gesunden und ausgeglichenen Weg zu **Beziehungen** zu finden – das ist eigentlich gar nicht so einfach. Du trägst wahrscheinlich unbewusst die altbekannten, oft dysfunktionalen Muster aus deiner Familiengeschichte mit dir herum. Aber es gibt tatsächlich zahlreiche Techniken, die dir dabei helfen können, diese alten Muster zu durchbrechen und bessere, gesündere Beziehungsmuster aufzubauen.

Zum Beispiel könntest du erst mal damit starten, dir **bewusst** zu machen, welche Verhaltensweisen oder Reaktionen du vielleicht übernommen hast, die nicht wirklich zu dir oder deinem Leben passen. Schaffe dir täglich Zeitfenster, in denen du dich reflektierst und beobachtest, wie du in bestimmten Situationen reagierst. Dann kannst du einfache Techniken wie tiefe **Atemübungen** oder kurze Meditationen nutzen, um deinen Geist zu klären und positive Veränderungen einzuleiten. Versuche, deine täglichen

Wechselwirkungen mit anderen bewusster und achtsamer zu gestalten. Ein kleines Tagebuch kann helfen, diese Prozesse festzuhalten und deinen Fortschritt sichtbar zu machen.

Sobald diese Reflexion Teil deiner Routine wird, ist auch der nächste Schritt erreichbar – nämlich **Differenzierung**. Differenzierung bedeutet, deine eigenen Bedürfnisse und Persönlichkeit zu erkennen, ohne die Beziehungen zu deinen Liebsten negativ zu beeinflussen. Eigentlich dir selbst treu bleiben, obwohl du eng mit anderen verbunden bist. Klingt schwierig? Na ja, es verlangt ein wenig Übung und Geduld, lohnt sich aber sehr.

Wenn du sehr abhängig davon bist, was andere denken oder fühlen, kann das oft zu Konflikten und unnötiger Unzufriedenheit führen. Differenzierung hilft dir deshalb, ein deutliches Bild deiner selbst zu erkennen und gleichzeitig gesund mit anderen zu interagieren. Stell dir vor, du wärst ein langes Gummiband – flexibel genug, um dich anderen anzupassen, aber fest genug, um deine Form und Identität zu behalten. Bisschen poetisch, oder?

Eine klare **Kommunikation** tut hier echt gut. Zu wissen, was du willst und dies auch klar und einfühlsam auszudrücken. Aber wie ist das machbar?

Hier kommen die Beziehungsvereinbarungen ins Spiel. Durch **Beziehungsvereinbarungen** kannst du und dein Partner, deine Freunde oder wer auch immer klare Erwartungen und Grenzen setzen. Eine einfache Vorlage könnte so aussehen:

• **Ehrlichkeit:** Wir werden unsere Gefühle ehrlich und respektvoll teilen.

• Zuhören: Wir geben dem anderen die Möglichkeit, ohne Unterbrechung zu sprechen.

• Grenzen: Wir respektieren die individuellen Grenzen und geben dem anderen Raum, wenn er/sie dies benötigt.

- Gemeinsame Zeit: Wir planen regelmäßig Zeit für gemeinsame Aktivitäten ein, die uns beiden Freude machen.

- Unterschiede akzeptieren: Wir erkennen an, dass wir unterschiedliche Meinungen und Ansichten haben dürfen.

Diese Punkte sind eine Art Wegweiser für ein gesundes Miteinander. Sie geben Struktur und sorgen dafür, dass nicht alles im Eifer des Gefechts untergeht.

Einen Schritt nach dem anderen einzuführen bringt **Ordnung** in deine persönlichen Beziehungen und gibt dir und deinen Liebsten das Gefühl, dass ihr gemeinsam auf einer verlässlichen Basis steht.

Das Schaffen gesunder Beziehungsmuster ist also kein fernes Ziel, sondern ein erreichbarer Zustand, mit der nötigen Übung und Geduld. Mag es am Anfang etwas holprig werden und Anpassung benötigen, aber die Belohnungen und das Gefühl von innerem und äußerem **Frieden** sind es allemal wert!

Praktische Übung: Beziehungsmuster-Analyse

Los geht's mit etwas ganz Einfachem. Nimm dir ein Blatt Papier und **liste** deine bedeutenden romantischen Beziehungen und deren Ergebnisse auf. Stell dir vor, du sitzt mit einem guten Kumpel zusammen und erzählst ihm alles über deine früheren **Beziehungen** – von der ersten großen Liebe bis zur letzten Trennung. Was lief gut? Was ging schief? Gibt es Beziehungen, die noch in der Schwebe sind? Notiere alles. Vielleicht fallen dir dabei schon bestimmte Dinge auf. Aber kein Stress, genieß es einfach.

Als Nächstes geht's daran, gemeinsame Themen oder **Muster** in diesen Beziehungen zu identifizieren. Und ja, das ist nicht immer leicht. Aber manchmal lohnt es sich, genau hinzuschauen. Liebst du es vielleicht, für andere da zu sein? Oder ziehst du dich oft zurück, wenn es schwierig wird? Schreib diese Muster auf. Nimm dir Zeit. Das Ganze kann echt Augen öffnen.

Jetzt wird's spannend. Überlege, wie diese Muster mit deiner **Familiengeschichte** zusammenhängen könnten. Wahrscheinlich denkst du, "Was hat das Ganze mit meiner Familie zu tun?" Tja, mehr, als du vielleicht denkst. Manchmal kopieren wir unbewusst das Verhalten unserer Eltern oder Großeltern. Vielleicht, weil wir das so gewohnt sind. Denk drüber nach: Welche Dynamiken kennst du aus deiner Familie, die sich auch in deinen Beziehungen wiederfinden?

Dann kommt der wirklich wichtige Teil: Wähle ein Muster, das du **ändern** möchtest. Da hast du schon so eine grobe Liste an Mustern – such dir eins aus. Was störte dich am meisten? Oder was wiederholt sich ständig und führt immer wieder zu denselben Problemen? Entscheide dich für das, was dir am dringendsten erscheint.

Aber genug der Analyse, weiter zum Handlungsteil. Entwickle eine **Strategie**, um dieses Muster in zukünftigen Beziehungen anzugehen. Überlege dir konkrete Schritte. Vielleicht schaust du nach Therapiemethoden, Buchvorschlägen oder sprichst mit deinem Partner darüber. Hauptsache, du weißt, was du verändern willst und wie du das angehst. Klingt fast so, als würdest du Steine aus dem Weg räumen.

Nun geht's ans Eingemachte: Übe neue **Verhaltensweisen**, die gesündere Beziehungsdynamiken unterstützen. Das bedeutet, dass du aktiv versuchst, anders zu handeln, als du es bisher getan hast. Lass das alte Muster alt und probiere was Neues. Du könntest zum Beispiel versuchen, klarer und direkter zu kommunizieren, ohne Angst vor der Reaktion deines Partners. Klar, das wird nicht über Nacht klappen – es braucht Zeit und Übung, wie alles andere.

Schließlich, schau dir nochmal alles in Ruhe an. Überprüfe und passe deinen Ansatz regelmäßig an, während du neue **Erkenntnisse** gewinnst. Reflexion ist entscheidend. Setz dich ab und zu hin und frag dich: "Was hat funktioniert? Was nicht?" Anpassung ist der Schlüssel. Oft verlangen Veränderungen, dass wir auf dem Weg Feinjustierungen vornehmen.

So - dranbleiben, es lohnt sich! Muster zu erkennen und aufzubrechen ist keine leichte Aufgabe, aber der Weg zu gesünderen Beziehungen ist absolut machbar. Und wer weiß, vielleicht endet alles viel positiver, als du es dir vorgestellt hast. Bleib neugierig, sei geduldig mit dir selbst und nimm dir alle Zeit, die du brauchst – es ist deine **Reise**.

Zum Schluss

In diesem Kapitel hast du dich mit den **Auswirkungen** früher Trennungen und deren Einfluss auf Erwachsenenbeziehungen beschäftigt. Diese Folgen können tiefgreifend sein und sich durch dein Leben ziehen, dennoch gibt es Wege, diese **Wunden** zu heilen und gesunde Beziehungsmuster zu schaffen.

Du hast gesehen, wie frühe Trennungen von Betreuungspersonen dein Erwachsenenleben beeinflussen können. Du hast gelernt, was **"Bindungstheorie"** bedeutet und warum sie wichtig für die Heilung von Familientraumata ist. Außerdem hast du erkannt, wie sich **Beziehungsmuster** oft wiederholen und welche Rolle sie in romantischen Beziehungen spielen.

Du hast verschiedene **Strategien** kennengelernt, um unsichere Bindungsstile zu heilen und eine sichere Basis zu schaffen. Zudem hast du effektive **Techniken** entdeckt, um gesunde, ausgeglichene Beziehungen aufzubauen und zu pflegen.

Bleib mutig und reflektiere weiter über deine eigenen **Beziehungsmuster**. Wende die gelernten Techniken an und beobachte, wie sich deine Beziehungen positiv verändern können. Du bist auf dem besten Weg, tiefere und gesündere **Verbindungen** zu erleben!

Kapitel 13: Eine positive Zukunft gestalten

Hast du jemals davon **geträumt**, wie dein bestes Leben aussehen könnte? In diesem Kapitel tauchen wir tief ein, um genau das herauszufinden. Klingt **spannend**, oder? Stell dir vor, wie du deine **Ängste** hinter dir lässt und den Weg zu deinem wahren Selbst entdeckst. Das ist keine Fantasie, sondern etwas, woran ich fest glaube.

Ich zeige dir, wie du deine **Ziele** so setzt, dass sie wirklich zu dir passen. Wir sprechen über die Angst vor **Erfolg** oder Glück und wie du diese überwinden kannst. So lernst du, was wirklich möglich ist.

Und als ob das nicht schon genug wäre: Es gibt eine praktische **Übung**, mit der du dein zukünftiges Ich **visualisieren** kannst. Bist du bereit, aus weniger mehr zu machen?

Also komm mit – auf dem Weg zu einer positiven **Zukunft**. Lass uns gemeinsam entdecken, wie du dein Leben auf ein neues Level bringen kannst. Es wird eine aufregende Reise, bei der du dich selbst besser kennenlernen und verstehen wirst, was dich wirklich antreibt. Sei gespannt darauf, wie du deine verborgenen Potenziale freisetzen und deine Träume in greifbare Realität verwandeln kannst.

Deine geheilte Version visualisieren

Es ist echt **wichtig**, dir eine klare **Vision** deiner zukünftigen, geheilten Version vorzustellen. Du kannst dir das etwa so vorstellen wie einen **Leuchtturm**, der dir den Weg zeigt. Diese Vision kann dir helfen, dich auf dein **Ziel** zu konzentrieren und nicht vom rechten Weg abzukommen. Frag dich selbst: Wie würde dein geheiltes Ich aussehen? Wie würde es sich fühlen? Was würde es denken oder tun? Je klarer und lebendiger diese Vision ist, desto mehr kann sie dir helfen, auf dem richtigen Weg zu bleiben.

Mach dir nicht zu viele Gedanken um Details oder Perfektion. Was zählt, ist ein starkes, positives **Bild** vor deinem inneren Auge zu haben. So entwickelst du **Selbstvertrauen** und Mut, deinen neuen Pfad zu beschreiten. Daneben sorgt diese Visualisierung auch für **Motivation**. Denn wenn du weißt, wohin du willst, fällt es leichter, die Schritte dorthin zu machen. Stell dir vor, wie du morgens aufwachst, mit einem Lächeln im Gesicht, bereit für den Tag, frei von alten Bürden.

Jetzt lassen wir das ein bisschen sacken und überlegen uns, wie das konkret gehen kann. Eine tolle Methode hierfür ist die "Zukunfts-Selbst-Visualisierung". Dabei stellst du dir in Gedanken lebhaft Bilder und Situationen vor, wie dein zukünftiges, geheiltes Selbst agiert und reagiert. Zum Beispiel: Wie fühlt es sich an, glücklich zu sein? Was sind die Dinge, auf die du stolz bist? In welchen Situationen zeigt sich dein neues Ich am deutlichsten?

Mach diesen Prozess ruhig öfters. Wenn du es zu einer täglichen Übung machst, wird es immer leichter fallen. Du wirst feststellen, dass du mit der Zeit immer konkreter und detailreicher wirst. Dein Geist wird langsam anfangen, diese Bilder als Realität zu akzeptieren, was sich wieder auf dein Verhalten auswirkt.

Ein wichtiger Schritt, damit du diese Vision konkret greifbar machen kannst, ist das "Zukunfts-Selbst"-**Tagebuch**. Stell dir vor: ein kleines, spezielles Buch, nur für deine Gedanken und Bilder deiner idealen Zukunft. Schreib hinein, was dir in den Sinn kommt, wenn du an dein geheiltes Selbst denkst. Du könntest zum Beispiel schreiben:

- "Mein geheiltes Ich ist glücklich und friedlich. Es genießt die kleinen Dinge im Leben und lässt sich von niemandem mehr runterziehen."

- "Ich fühle mich frei und unbegrenzt. Keine Erlebnisse aus der Vergangenheit halten mich zurück."

- "Mein zukünftiges, geheiltes Selbst verbringt viel Zeit draußen in der Natur, liebt Spaziergänge und die frische Luft."

Du siehst, so ein Tagebuch ist nicht nur dazu da, Sachen aufzuschreiben. Es ist auch ein Werkzeug, um sich seiner Wünsche und Visionen bewusster zu werden. Dies hilft dir, sie tatsächlich zu erreichen.

Glaub mir, das ist kein unwichtiger Schritt. Es macht vielleicht nicht sofort einen riesigen Unterschied, aber mit der Zeit wirst du merken, wie kraftvoll es sein kann. Du wirst selbstsicherer und merkst, dass deine Gedanken und Gefühle mehr Gewicht haben, als du bisher gedacht hast.

In voller Klarheit sprichst du das Papier an, als ob diese Bilder bereits Realität wären.

Ziele setzen, die mit deinem wahren Selbst übereinstimmen

Lass uns darüber reden, wie du **authentische Ziele** setzen kannst, die deine **Heilungsreise** unterstützen. Denn mal ehrlich, wenn deine Ziele nicht zu dir passen, wird's schwierig, echte **Fortschritte** zu machen. Du fragst dich bestimmt, wie du das anstellen sollst. Hier ein paar Strategien:

Zuallererst ist es wichtig, dass du deine eigenen **Bedürfnisse** und Wünsche kennst. Klingt banal, oder? Aber oft wissen wir das selbst nicht genau, weil wir von äußeren Erwartungen oder alten Mustern beeinflusst sind. Setz dich mal hin, in Ruhe und ohne Ablenkungen, und überleg dir, was dir wirklich wichtig ist. Schreib es auf, mach 'ne Liste oder nimm's als Memo auf. Hauptsache, du kriegst Klarheit.

Dann gibt's da noch das **Visualisieren**. Stell dir vor, wie dein Leben aussehen könnte, wenn du diese Ziele erreichst. Einige nennen das Tagträumen, aber in dem Fall hat es echt was Positives. Du malst dir quasi deine Zukunft aus. Aber achte darauf, dass diese Vorstellung realistisch ist und wirklich zu dir passt.

Ein weiteres Werkzeug ist das **Journaling**. Jeden Tag ein bisschen schreiben, bringt nicht nur Entspannung, sondern zeigt dir auch deine wahren Gedanken und Gefühle. Ehrliches Schreiben kann viel darüber offenbaren, was du wirklich willst und was nur leeres Gerede ist. Kurzum, Journaling ist pure Ehrlichkeit auf Papier.

Jetzt, wo du einen Einblick in das hast, was wirklich zählt, kommen wir zum Konzept der **wertbasierten Zielsetzung**. Das bedeutet einfach, dass deine Ziele auf deinen Grundwerten basieren. Klingt schwer? Ist es nicht.

Stell dir deinen Wert, sagen wir mal Freiheit, als Baum vor. Deine Ziele sind dann die Äste, die von diesem Baum ausgehen. Dein Job ist es, sicherzustellen, dass die Ziele zu diesem Baum passen. Freiheit bedeutet zum Beispiel nicht, von 9 bis 5 im Büro zu sitzen. Also such dir ein Ziel, das dir tatsächlich Freiheit verschafft, wie zum Beispiel einen Job, der von überall aus machbar ist.

Falls du dir unsicher bist, welche Werte wirklich zu dir passen, frag einfach. Freunde, Familie oder Kollegen können dir erzählen, was sie bei dir sehen. Oft ergibt das ein klares Bild, weil sie dich in einem anderen Licht sehen. Plus, solche Gespräche bringen oft neue

Gedankenansätze ans Licht, an die du vielleicht noch gar nicht gedacht hast.

Und schließlich: die Zielausrichtungs-Checkliste. Die hilft dabei, sicherzustellen, dass deine Ziele dein authentisches Selbst unterstützen.

• Passt das Ziel zu meinen Werten?

• Fühle ich mich innerlich motiviert, das Ziel zu erreichen?

• Unterstützt das Ziel mein persönliches Wachstum?

• Vermeidet das Ziel unnötigen Stress oder Druck?

• Ist das Ziel realistisch und erreichbar?

Wenn du bei diesen Fragen ein klares Ja bekommst, bist du auf einem guten Weg. Falls nicht, überleg noch mal und passe das Ziel an. Wahrheit braucht manchmal ein bisschen Feinabstimmung.

Warum das alles so wichtig ist? Ohne Ziele, die wirklich zu dir passen, stößt du irgendwann auf Hindernisse. Die ziehen dir leicht den Boden unter den Füßen weg. Ziele, die mit deinem wahren Selbst übereinstimmen, geben dir dagegen Kraft und **Motivation**.

So, hier haben wir nun besprochen, wie wichtig es ist, authentische, wertbasierte Ziele zu setzen und eine Checkliste zur Hand zu haben, um sicherzustellen, dass diese Ziele dein wahres Selbst unterstützen. Jeder Schritt auf diesem Weg bringt dich näher zu deiner Heilung und einem positiven und erfüllten Leben. Wer hätte gedacht, dass Ziele setzen so tief und bedeutsam sein kann, oder?

Überwindung der Angst vor Erfolg oder Glück

Oft kostet es gar nicht viel, damit **bessere** Sachen in deinem Leben passieren. Doch deine inneren **Blockaden** können den Veränderungen im Weg stehen. Aber warum wehrst du dich gegen etwas Gutes? Der unbewusste **Widerstand** ist ein Schutzmechanismus, der schwer zu durchbrechen ist.

Stell dir vor, du hast die Chance auf eine tolle neue **Gelegenheit**. Allerdings spürst du plötzlich eine seltsame Zurückhaltung. Eine Technik, um diesen Widerstand zu erkennen, ist Selbstbeobachtung. Achte auf deine Reaktionen, wenn positive Dinge geschehen oder bevorstehen. Fühlst du dich gestresst oder unsicher? Das Annehmen von Positivem hilft dir zu sehen, wo der Schuh drückt.

Eine andere Methode ist das Führen eines **Journals**. Schreib täglich auf, was Gutes passiert ist und wie du dich dabei fühlst. Je öfter du das tust, desto schneller erkennst du Muster und Hindernisse, die dich bremsen. Geführte Meditationen oder Achtsamkeitsübungen helfen auch dabei, deinen Geist zu beruhigen und den Widerstand sanft loszulassen.

Die Angst vor Erfolg oder Glück hängt oft mit dem sogenannten "Oberen Limit-Problem" zusammen. Diese Theorie besagt, dass du ein unbewusstes Limit hast, wie viel Glück oder Erfolg du zulässt. Erreichst du dieses Limit, machst du unbewusst Schritte rückwärts. Als wäre dein Erfolg eine Gefahr.

Das Konzept des "Oberen Limit-Problems" wurde von Gay Hendricks in seinem Buch "The Big Leap" beschrieben. Aber das umfasst nicht nur persönliche Grenzen. Auch familiäre **Prägungen** und Traumas beeinflussen diese Schwelle. Wenn deine Familie immer mit Schwierigkeiten zu kämpfen hatte, könntest du unbewusst daran glauben, dass Glück oder Erfolg dir nicht zusteht.

Um dieses Limit zu durchbrechen, ist es wichtig, dir diese Überzeugungen bewusst zu machen und zu hinterfragen. Welche Geschichten hast du über Erfolg und Glück gelernt? Welche eigenen Überzeugungen sind daraus entstanden? Hinterfrag sie! Sag dir selbst: "Ich verdiene Erfolg und Glück". Je häufiger du das tust, desto mehr schwindet diese Grenze.

Nun da du verstanden hast, wie dein unbewusster Widerstand und das Obere Limit-Problem dich beeinflussen, kommen wir zur Übung "Erfolg-**Desensibilisierung**". Diese Übung bietet eine schrittweise Annäherung an das Gefühl des Erfolgs und Glücks, um langsam eine größere Komfortzone für positives Erleben zu schaffen.

Der Schlüssel zur "Erfolg-Desensibilisierung" liegt in der langsamen Gewöhnung. Starte klein. Lass kleine Erfolge oder freudige Erlebnisse in dein Leben. Fang damit an, dir kleine Ziele zu setzen und diese zu feiern. Es muss nichts Großes sein. Ein abgeschlossener Abwasch oder ein Meeting, das gut verlaufen ist. Fühle nach, wie es sich anfühlt und sichere dir diesen Moment der Zufriedenheit.

Steigere die Erfolge nach und nach. Greife nach etwas mehr – neue Aufgaben bei der Arbeit, neue Hobbys oder sogar alte Projekte wieder aufnehmen. Wichtig ist, dranzubleiben und die positiven Veränderungen bewusst zu fühlen. Steigere dein persönliches **Erfolgserleben** Schritt für Schritt.

Abschließend ist es wichtig, dich mit Menschen zu umgeben, die dich positiv unterstützen und stärken. Positive Rückmeldung zusammen mit deinen eigenen Gefühlen und Erfahrungen lassen das neue Bild von dir Stück für Stück wachsen.

Überwindung der Angst vor Erfolg oder Glück ist ein Prozess. Es braucht Zeit. Aber mit Hilfe kleiner Schritte, stetiger Selbstreflexion und einer angenehmen Unterstützungsgruppe wirst du dem Ziel Schritt für Schritt näher kommen.

Neue Möglichkeiten erkunden

Mal ehrlich, nach der **Heilung** stehen dir so viele Wege offen. Es kann verwirrend sein, aber auch unglaublich spannend. Hier geht's darum, wie du lernen kannst, dein Gefühl dafür zu erweitern, was in deinem Leben nach der Heilung möglich ist.

Nach einer schweren Zeit fühlst du dich oft begrenzt. Aber eigentlich bist du freier als je zuvor. Versuch mal, jeden Tag etwas **Neues** auszuprobieren. Ein kleines Hobby vielleicht oder eine kreative Tätigkeit. Wie wäre es mit Malen oder Fotografieren? Wenn du dich neuen Aktivitäten und Interessen öffnest, wächst dein **Bewusstsein** und deine Welt wird auf spannende Weise erweitert. Einfach mal losgehen, Spaziergänge machen und vielleicht stößt du auf Dinge, die du vorher nicht wahrgenommen hast.

Übrigens, auch ein **Perspektivenwechsel** kann Wunder wirken. Versetz dich mal in andere Rollen. Frag dich: „Was würde ich tun, wenn ich keine Angst hätte?" Solche Fragen helfen, die Möglichkeiten zu sehen und zu fühlen, die bisher verborgen waren.

Apropos: Das Konzept des „posttraumatischen **Wachstums**" ist etwas, worüber wir reden sollten.

Nach schweren Zeiten geht es nicht immer nur darum, wieder gut zu werden. Du kannst darüber hinauswachsen, stärker und weiser werden. Sozusagen wie ein Phönix aus der Asche steigen. Es gibt Leute, die nach traumatischen Erlebnissen eine ganz neue **Lebensfreude** und Selbstwertgefühl entdecken. Du erkennst, dass du Dinge überlebt hast, die andere vielleicht zusammenbrechen lassen würden.

Wie förderst du das? Finde erst einmal heraus, was dich wirklich erfüllt. Manchmal hilft es, Tagebuch zu schreiben. Deine Gedanken und Gefühle aufzuschreiben, kann wahre Wunder bewirken. Schritt für Schritt erkennst du dann, wie weit du gekommen bist und was du alles schaffen kannst. Und ja, es ist in Ordnung, stolz zu sein.

Diese kleinen Erfolge zu feiern, das hilft einfach, das **Selbstvertrauen** nach oben zu schrauben. Dabei verlierst du weniger Energie in vergangene Wunden.

Jetzt kommen wir zu einer speziellen Technik, die dir dabei helfen kann, diese ganzen neuen Möglichkeiten zu entdecken: die „Möglichkeitserweiterung" Brainstorming-Technik.

Stell dir vor, du nimmst dir einen Block Papier und fängst einfach an aufzuschreiben, was du alles machen könntest, ohne großartig zu überlegen. Lass Ideen einfach fließen. „Gärtnern anfangen", „Einen Tanzkurs besuchen", „Alleine in den Urlaub fahren". Das Schöne dabei ist, dass jede noch so verrückte Idee willkommen ist. Es gibt kein richtig oder falsch. Danach schau dir mal deine Liste an. Einige Dinge werden dich mehr ansprechen, andere weniger. Fang mit den Sachen an, die sich gut anfühlen.

Und weißt du, Brainstorming funktioniert am besten, wenn du dich dabei entspannst. Kein Druck und ohne Erwartungshaltung. Rein spielerisch. Du wirst staunen, was alles aus deinem Inneren herauskommt, wenn du dir erlaubst, einfach so zu träumen.

Und wenn du dann all die Ideen vor dir siehst, kommt oft das Gefühl auf: „Hey, das könnte ich ja wirklich machen!" Eine leichte **Begeisterung**, die dich weiterführt, lässt dich aufatmen.

Also, neue Möglichkeiten ergreifen und wachsen. Es geht nicht um Perfektion, sondern um das Spüren und Erleben dessen, was alles sein kann. Neue Wege ausprobieren, dir selbst erlauben, über dich hinauszuwachsen, und einfach das Leben mit all seinen Facetten genießen... Wie spannend ist das denn!

Praktische Übung: Visualisierung des zukünftigen Selbst

Such dir einen ruhigen, gemütlichen Platz und mach's dir bequem – vielleicht in deinem **Lieblingssessel** oder auf der Couch. Atme tief durch und lass alle Anspannung los. Es ist wichtig, dass du dich entspannt und wohl fühlst. Das hilft dir, dich besser auf die **Visualisierung** einzulassen. Wenn du bereit bist, schließ die Augen und mach dich bereit, deine Zukunft zu erkunden.

Stell dir vor, du bist fünf Jahre in der Zukunft und hast es geschafft, die familiären Traumata hinter dir zu lassen. Du bist eine Version deiner selbst, die durch schwere Zeiten gegangen und stärker daraus hervorgegangen ist. In dieser Zukunft fühlst du dich von alten Lasten befreit und unglaublich erleichtert.

Denk darüber nach, wie es aussieht. Es ist kein Zauberreich, sondern deine ganz persönliche, hart erarbeitete Realität. Vielleicht siehst du dein zukünftiges **Zuhause** – vertraut oder ganz neu, wie du es dir schon immer vorgestellt hast. Oder es ist einfach anders – mit Farben und Licht, die dir inneren Frieden schenken. Du streifst durch diese Umgebung und siehst alles, was du erreicht hast.

Stell dir konkrete Details deines Lebens vor. Mit wem verbringst du deine Zeit? Was machst du beruflich? Welchen **Hobbys** gehst du nach? Sieh, wie eines deiner großen Ziele Wirklichkeit geworden ist – vielleicht eröffnest du deinen eigenen Laden oder feierst einen wichtigen Karriere-Meilenstein. Wie sehen deine Beziehungen zu Familie und Freunden aus?

Achte darauf, wie du dich in diesem zukünftigen Zustand fühlst – emotional, körperlich und geistig. Spürst du Leichtigkeit, Zufriedenheit und sogar Stolz? Dein Herz ist frei von alten Schmerzen. Dein Körper strotzt vor **Energie** und Gesundheit. Geistig erlebst du Klarheit, Frieden und neu gewonnene Weisheit.

Erkenne die wichtigsten Unterschiede zwischen deinem jetzigen und diesem zukünftigen Selbst. Was hat sich verbessert oder komplett verändert? Sind es neue Gewohnheiten, eine andere Denkweise oder ein veränderter Umgang mit Menschen?

Öffne die Augen und notiere die bedeutsamsten Aspekte deiner **Visualisierung**. Nimm dir Zeit, alles festzuhalten, was dir wichtig erscheint. Die Orte, Menschen, Gefühle – alles, was dich bewegt hat, sollte seinen Platz in deinen Notizen finden.

Erstelle eine Liste mit umsetzbaren Schritten, um diesem Zukunftsbild näherzukommen. Überlege, welche konkreten **Handlungen** und Veränderungen du vornehmen kannst. Was kannst du sofort angehen, und was braucht mehr Zeit?

• Notiere machbare Maßnahmen wie ein neues Hobby beginnen, regelmäßig meditieren oder bewusster Beziehungen pflegen.

• Denk daran, dass diese Schritte dich langsam, aber sicher deinem Ziel näherbringen sollen.

Während du diese Schritte aufschreibst, überlege dir genau, wie jeder einzelne zu deinem großen **Ziel** beiträgt. So kannst du sie voller Zuversicht und **Motivation** in deinen Alltag einbauen, immer mit Blick auf dein zukünftiges Ich.

Zum Schluss

Dieses Kapitel hat dir viele wichtige **Lektionen** beigebracht, die du nicht vergessen solltest. Du hast nicht nur verschiedene **Konzepte** gesehen, sondern auch praktische **Methoden** und Übungen kennengelernt, die dir helfen können, ein erfüllteres und positiveres **Leben** zu führen. Hier sind die wesentlichen Punkte, die dir helfen werden, das Gelesene zu verinnerlichen:

In diesem Kapitel hast du gesehen:

• Wie du die **Vision** deines geheilten Selbst klar und überzeugend erstellst.

- Was "Zukunfts-Visualisierung" ist und wie sie dein persönliches **Wachstum** beeinflusst.

- Die Bedeutung von authentischen **Zielen**, die mit deinem wahren Selbst in Einklang stehen.

- Strategien zum Überwinden der Angst vor Erfolg oder Glück.

- Methoden, um neue Möglichkeiten in deinem Leben nach der **Heilung** zu erkunden.

Denk daran, dass dieses Wissen nicht nur für den Moment gedacht ist, sondern dir langfristig helfen soll. Probier die beschriebenen Übungen aus und integriere die Konzepte in deinen Alltag. So kannst du Schritt für Schritt eine positive Zukunft für dich selbst schaffen. Halt an dieser Motivation fest, und freu dich auf die wunderbaren Veränderungen, die vor dir liegen!

Zum Abschluss

Der **Zweck** dieses Buches war es, dir zu helfen, dich von den Traumata deiner Familie zu befreien, emotionale Altlasten loszulassen und eine positive Zukunft ohne Schuldgefühle zu gestalten. Es ist Zeit, von dort, wo du stehst, hin zu einer **Lösung** zu gelangen. Es ging darum, **Heilung** zu finden, die dich von den Fesseln der Vergangenheit löst und in die Freiheit und den Frieden führt, die du verdienst.

Lass uns kurz rekapitulieren, was du auf dieser Reise gelernt hast:

Kapitel 1 verdeutlichte den Begriff des familiären Traumas, wie du die Zeichen vererbter Traumata erkennst und deren Auswirkungen auf dein Wohlbefinden bemerkst. Im Fokus lag das Durchbrechen des Kreislaufs generationeller Wunden.

Kapitel 2 erklärte die Wissenschaft hinter vererbten Traumata, einschließlich der Epigenetik und ihrer Übertragungswege, sowie die neurobiologischen Effekte und die Rolle des autonomen Nervensystems.

In Kapitel 3 hast du gelernt, deine eigenen **Traumamuster** zu identifizieren und die emotionale Erbschaft deiner Familie zu erkennen. Du hast gelernt, Familiengeheimnisse und das emotionale Erbe deiner Vorfahren zu entwirren.

Kapitel 4 half dir, die Sprache der vererbten Traumata zu entschlüsseln und wiederkehrende Themen in deinem Leben sowie vererbte Glaubenssätze und Verhaltensmuster zu erkennen.

Im Kapitel 5 hast du die Bedeutung der Kernsprache erkundet und praktische Übungen wie die Erstellung deiner eigenen Kernsprache-Karte durchgeführt.

Kapitel 6 zeigte Techniken zur Freisetzung emotionaler Altlasten: Im Fokus standen das Anerkennen geerbter Schmerzen, das Loslassen von Schuldgefühlen und das Vergeben – sowohl dir selbst als auch deinen Vorfahren.

Kapitel 7 hat sich mit der Heilung des inneren Kindes beschäftigt. Hier hast du dich mit deinem jüngeren Selbst verbunden, Kindheitswunden angesprochen und Techniken zur Selbstfürsorge entwickelt.

Kapitel 8 konzentrierte sich auf die Veränderung familiärer Beziehungen durch das Setzen gesunder Grenzen, die Verbesserung der Kommunikationsmuster und die Lösung ungelöster Konflikte.

Kapitel 9 drehte sich darum, einschränkende Glaubenssätze zu identifizieren und anzugehen, sowie positive, neue Überzeugungen zu entwickeln.

Kapitel 10 gab dir **Werkzeuge** zur Stärkung deiner emotionalen Belastbarkeit und die Entwicklung von Strategien zur Selbstregulierung und Mitgefühl.

Kapitel 11 lehrte dich, deine persönliche Macht zurückzugewinnen, dich vom Drang, es anderen recht zu machen, zu befreien und selbstbewusste Entscheidungen zu treffen.

In Kapitel 12 wurden die Auswirkungen frühzeitiger Trennung und Beziehungsmuster behandelt und wie du gesunde Beziehungsmuster schaffen kannst.

Kapitel 13 ermöglichte dir, eine positive **Zukunft** zu schaffen, in der du deine geheilte Version envisionieren, zielgerichtet handeln und neue Möglichkeiten erkunden kannst.

Nun, was bedeutet das für dein zukünftiges Leben? Stelle dir vor, wie dein Leben aussehen wird, wenn du alles angewendet hast, was du gelernt hast. Du trittst heraus aus dem Schatten der Vergangenheit und schmiedest dir eine Zukunft, die von Freiheit, Stärke und emotionaler Widerstandskraft geprägt ist. Du wirst sicherer in deinen Beziehungen, vertraust dir selbst mehr und erlebst den Frieden, den du dir immer gewünscht hast. Es ist die Gelegenheit, ein Leben in Fülle und Erfüllung zu führen – frei von den Altlasten deiner familiären Vergangenheit.

Zum Schluss gebe ich dir folgenden Rat: Setze das Gelernte um. Gehe zurück zu den Übungen und erinnere dich an die **Techniken**. Durch kontinuierliche Anwendung wirst du Heilung und **Transformation** erleben.

Besuche diesen Link, um mehr zu erfahren:

https://pxl.to/LoganMind

Werde Teil meines Bewertungsteams!

Herzlichen Dank, dass du mein **Buch** liest! Deine **Meinung** ist mir extrem wichtig, und ich möchte dich einladen, Teil meines **Bewertungsteams** zu werden. Als leidenschaftlicher **Leser** kannst du ein kostenloses Exemplar meines Buches bekommen und mir dafür ein ehrliches **Feedback** geben, was mir wirklich sehr hilft.

So kannst du dem ARC-Team beitreten:

• Klicke auf "Join Review Team"

• Melde dich bei BookSprout an

• Erhalte eine **Benachrichtigung** jedes Mal, wenn ich ein neues Buch **veröffentliche**

Schau dir das Team unter diesem Link an:

https://pxl.to/loganmindteam

Hilf mir!

Wenn du unabhängige **Autoren** unterstützt, unterstützt du einen **Traum**.

Wenn du mit dem **Buch** zufrieden bist, hinterlasse bitte ein ehrliches **Feedback**, indem du den folgenden Link besuchst.

Wenn du **Verbesserungsvorschläge** hast, sende bitte eine E-Mail an die Kontakte, die du unter dem unten stehenden Link findest.

Alternativ kannst du den QR-Code scannen und den Link finden, nachdem du dein Buch ausgewählt hast.

Es dauert nur ein paar Sekunden, aber deine **Stimme** hat einen riesigen Einfluss.

Deine **Meinung** ist sehr wichtig für mich, und sie hilft anderen Lesern, dieses Buch zu entdecken.

Dein Feedback ist ein wertvolles **Geschenk**, und als unabhängiger Autor kann ich ohne die Unterstützung engagierter Leser wie dir kaum wachsen.

Besuche diesen Link, um ein Feedback zu hinterlassen:

https://pxl.to/9-hthfft-lm-review

www.ingramcontent.com/pod-product-compliance
Lightning Source LLC
Chambersburg PA
CBHW050237120526
44590CB00016B/2123